Anatomy Atlas of Temporal Bone Surgery

颞骨外科
解剖图谱

主编 夏 寅 阮 标

编 者

夏　寅 / 首都医科大学附属北京天坛医院

阮　标 / 昆明医科大学附属第一医院

郭明丽 / 河北省人民医院

叶　婷 / 首都医科大学附属北京天坛医院

薛玉斌 / 首都医科大学附属北京天坛医院

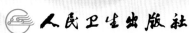
人民卫生出版社

图书在版编目（CIP）数据

颞骨外科解剖图谱 / 夏寅，阮标主编 . —北京：人民卫生出版社，2018

ISBN 978-7-117-26814-1

Ⅰ. ①颞⋯　Ⅱ. ①夏⋯②阮⋯　Ⅲ. ①颞骨 – 人体解剖学 – 图谱　Ⅳ. ①R651.1-64

中国版本图书馆 CIP 数据核字（2018）第 101555 号

| 人卫智网 | www.ipmph.com | 医学教育、学术、考试、健康，购书智慧智能综合服务平台 |
| 人卫官网 | www.pmph.com | 人卫官方资讯发布平台 |

颞骨外科解剖图谱

主　　编：夏　寅　阮　标
出版发行：人民卫生出版社（中继线 010-59780011）
地　　址：北京市朝阳区潘家园南里 19 号
邮　　编：100021
E - mail：pmph @ pmph.com
购书热线：010-59787592　010-59787584　010-65264830
印　　刷：北京画中画印刷有限公司
经　　销：新华书店
开　　本：889 × 1194　1/16　印张：9
字　　数：219 千字
版　　次：2018 年 8 月第 1 版　2018 年 8 月第 1 版第 1 次印刷
标准书号：ISBN 978-7-117-26814-1
定　　价：128.00 元
打击盗版举报电话：010-59787491　E-mail：WQ @ pmph.com
（凡属印装质量问题请与本社市场营销中心联系退换）

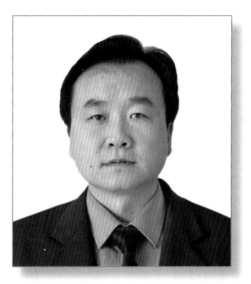

夏 寅

主任医师，教授，硕士生导师
现任北京天坛医院耳鼻咽喉科主任

1987年在原华西医科大学获学士学位后就职新疆医学院附一院，开始从事耳鼻咽喉临床工作。

1990年赴原山东医科大学攻读硕士学位，师从骆兆平教授开始从事耳鼻咽喉科研工作。

1993年就职山东省立医院，追随樊忠教授涉足耳外科、耳神经外科工作。

1997年赴原山东医科大学攻读博士学位，师从王天铎教授开始从事颅底外科解剖研究及头颈外科临床工作。

2000年进入首都医科大学耳鼻咽喉专业博士后工作站，师从韩德民教授从事数字解剖学及微创外科研究。

2002年就职北京同仁医院，主攻耳外科、侧颅底外科。

2006年赴美国南加州大学House研究所作访问学者，追随Derald E.Brackmann、Antonio De La Cruz、John W.House教授系统学习现代耳外科理论，推广应用各种听神经瘤手术入路，特别是经迷路径路。

2007 年赴瑞士 FISCH 耳科中心作访问学者，师从 Ugo Fisch 教授系统学习侧颅底外科理论，推广应用各种侧颅底手术入路，特别是颞下窝 A 型径路（颈静脉球体瘤）及经耳囊径路（听神经瘤）。

2009 年起受 FISCH 国际显微耳科基金会邀请，每年夏季赴瑞士苏黎世大学解剖学系担任 Advanced Microsurgery of the Temporal Bone 和 Microsurgery of the Skull Base 学习班特聘教师。

2010 年在国内率先开展 BAHA 植入手术，积极推广人工听觉植入技术。

2012 年担任副主译协助王正敏院士翻译出版《颅底显微外科学》（Ugo Fisch. *Microsurgery of the Skull Base*）。

2013 年起担任《中国临床医生杂志》副主编。

2014 年起担任北京天坛医院耳鼻咽喉科主任，结合天坛神经科学巨大优势，积极推进神经耳科学发展；主译《颞骨显微外科技术（苏黎世指南）》（第 2 版）（Ugo Fisch. *Microsurgery of the Temporal Bone. The Zurich Dissection Guideliins*）；主译《显微镜与耳科学（显微外科起源）》（Ugo Fisch. *Microscope and Ear. The Origin of Microsurgery*）。

2016 年主编全国普通高等医学院校五年制临床医学专业"十三五"规划教材《耳鼻咽喉头颈外科学》（中国医药科技出版社）。

2017 年在《中华耳科学杂志》出版耳外科专辑：追溯学科发展历史，比较欧美耳科流派；"The transotic approach for vestibular schwannoma：indications and results"发表于 *European Archives of Oto-Rhino-Laryngology*。

2018 年起担任中国优生科学协会副会长。

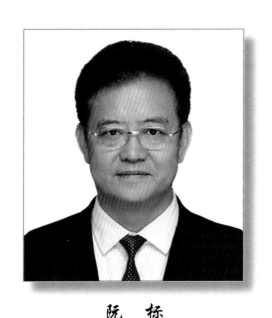

阮 标

教授，主任医师，硕士生导师
昆明医科大学第一附属医院耳鼻咽喉科主任

在耳及耳显微外科学，经鼻内镜颅底外科，人工耳蜗围手术期治疗，功能性鼻内镜围手术期治疗以及变态反应临床医学等方面有较高造诣。承担多项省级科研项目，近5年在国内核心期刊发表论文40篇。

现任中华医学会人工耳蜗植入委员会委员，中国残联聋儿康复咨询委员会委员，中国医师协会耳鼻咽喉科医师分会委员，中华侧颅底外科学全国委员《临床耳鼻咽喉科杂志》编委会委员，《听力与言语疾病杂志》编委会委员，《中国耳鼻咽喉颅底外科杂志》编委会委员，云南省医院管理协会耳鼻喉科管理专业委员会主任委员，云南省防聋治聋技术指导组组长，云南省耳鼻喉医疗质量控制中心主任，云南省医学会耳鼻咽喉头颈外科分会主任委员，云南省医学会变态反应分会副主任委员，云南省医学会医师协会副主任委员，云南省医学会医疗事故技术鉴定专家，云南省药品安全性监测与再评价咨询专家。

所参加的《喉软骨支架缺损应用骨形态发生蛋白再生的实验研究》获2005年云南省科技成果三等奖。2007年参编《耳鼻咽喉科—头颈外科学》案例版全国规划教材（科学出版社）

任副主编；2014 年主译《小儿过敏性疾病》一书；主译《小儿气道外科学》；参编教材全国普通高等教育临床医学专业"5+3"十二五规划教材《耳鼻咽喉头颈外科学》，任编委；参编教材全国高等医学院校本科规划教材《耳鼻咽喉头颈外科学》，任副主编。2010 年邀请法国国家内耳研究中心、法国蒙彼利埃第一大学 Jean-Luc Puel 教授；法国蒙彼利埃第一大学中心医院耳科、欧洲小儿人工耳蜗植入中心 Alain Uziel 教授；法国国家健康医药研究所、法国内耳研究中心王箐（Jing Wang）教授来昆，成功举办了"2010 年昆明医科大学第一附属医院耳科及相关科学进展系列学术会议"。主持的《云南特色花粉变应原制备关键技术及其在诊断和脱敏治疗中的应用》获得 2015 年云南省卫生科技成果三等奖。近 5 年承担并主持省级科研项目 7 项，发表 SCI 文章 3 篇，2016 年获国家级自然科学基金项目一项。

序

耳科手术在治疗耳科疾病中发挥着重要作用，但开展耳科手术并非易事。一方面是因为需要手术显微镜、耳科电钻、耳科器械等设备条件，另一方面是因为颞骨解剖复杂、结构精细、功能重要，必须经过正规的颞骨解剖训练才可能胜任手术。为了帮助青年医师接受系统的颞骨解剖训练，夏寅教授收集相关资料编写了这本颞骨外科解剖图谱。

众所周知，美国 House 耳科研究所和瑞士 Fisch 耳科中心是欧美耳科学界经典代表。夏寅教授有幸先后在两个中心学习深造，并将欧美耳科学界先进的理念、规范的技术应用于临床工作，取得良好效果。为了广泛传播 Fisch 教授的学术思想，他还翻译出版了 Fisch 颞骨学习班经典教材《颞骨显微外科技术苏黎世指南》。夏寅教授每年受邀赴苏黎世大学解剖学系担任 Fisch 颞骨学习班指导教师，并按 Fisch 教学方法在国内举办解剖学习班，培养中国耳科医师。有感于对 Fisch 技术体系的共同认知，北京协和医院耳鼻咽喉头颈外科每年举办两期的颞骨外科技术体系学习班（包括国际班），得到夏寅教授积极支持及参与，获得好评。正是在学员们的要求下，为了更全面、深入地展示 Fisch 技术体系，夏寅教授亲自实施解剖操作并逐一拍照，再配以详细的注释，将图谱奉献给读者。我非常乐意向广大耳科同道推介此书，期望大家深入交流、取长补短、共同提高，为中国耳科事业不断发展尽心尽力，是为序。

中华耳鼻咽喉头颈外科分会　主任委员

中华耳鼻咽喉头颈外科杂志　主编

北京协和医院耳鼻咽喉头颈外科　主任

高志强　教授

2018 年 5 月

前 言
Foreword

长久以来，耳部感染、外伤、功能障碍、畸形等严重影响人们日常生活，尤其是听觉功能丧失可能导致患者与主流社会隔绝。临床医生关注的重点涉及耳廓、外耳道、中耳、内耳等。虽然耳科手术早已有之，但真正的突破性进展发生在20世纪50年代——手术显微镜的发明使得显微外科得以迅速发展，成为一门独立的医学分支学科，外耳、中耳及内耳得以良好照明，便于暴露术野、清除病变、保留功能，由此真正进入现代耳外科学阶段。历经半个世纪的快速发展，颞骨外科理论体系已得到临床实践的充分验证，从外耳到内耳的手术，包括外耳道成形术、鼓膜成形术、鼓室成形术、乳突切除术、听骨链重建术、镫骨成形术、人工耳蜗植入等。

在向 William House 等大师们学习的基础上，Ugo Fisch 教授勇于创新、另辟蹊径，集数十年临床经验、经耳外科临床实践、由教学证明其价值，建立了独特的耳外科技术体系，形成了自己的临床哲学思想。Fisch 教授认为安全实施耳科手术所需的操作技能只能在正确的教学指导下、通过系统而严谨的颞骨解剖训练来获取，唯有如此才能恰如其分地完成外耳道成形术、磨除外耳道前壁悬突骨质而又不损伤颞下颌关节，安全地轮廓化半规管、面神经管达到正确清除迷路周围气房的目的。Fisch 教授特别强调充分的暴露是手术获得成功的先决条件，力求在暴露病变和保留功能之间达到最佳平衡。换言之，牺牲一些表浅的、无关紧要的结构更有利于保留深层次的重要结构。事实上，鼓膜成形术失败大多是外耳道暴露不充分造成，开放式乳突根治术腔潮湿通常是轮廓化不充分所致，镫骨外科手术失败通常是外耳道狭窄、术野暴露有限引起。由于目前外科手术锻炼机会减少，加大了对合理耳科技术的需求，比如 Fisch 教授倾向于应用耳后切口进路而不是借助耳镜的外耳道进路，因为前者可提供更充分的暴露并允许利用双手进行操作。

Fisch 教授是指引我前进方向的三位大师之一，另外两位就是尊敬的骆兆平教授和韩德民院士。骆教授早在建国初期就名扬海内，主编耳鼻咽喉科教材，培养了一代又一代耳鼻喉科人才。20世纪90年代初，承蒙骆教授不弃，我追随他进入耳鼻喉科学术殿堂。得益于山东省立医院雄厚的耳科实力，七年的学习、工作经历使我得以初窥耳科奇妙世界，奠定了耳外科的坚实基础。新千年之际投奔韩德民院士，两年的博士后工作经历极大提升了我的实力和眼界。结合学科发展的需要，韩院士给我指明耳外科发展方向。百年同仁的底蕴、金字招牌的影响为我的成长提供了丰富的营养。为了与国际接轨，韩院士又特意先后把我送到著名的美国 House 研究所、瑞士 Fisch 耳科中心深造，使我得以看清差距、明确追赶方向。Fisch 教授学富五车、才高八斗，著作等誉满全球，耳提面命、三生有幸，赠送专著、解剖训练，讨论病例、亲自示范，不厌其烦、诲人不倦。他传授我的是精湛技术和先进理念，震撼我的是高贵人格与大师风范。倍感荣幸的是受 Fisch 教授邀请、2009 年起每年赴苏黎世大学解剖学系担任 Fisch 高级颞骨解剖学习班指导老师，协助 Fisch 教授为世界各地培训耳外科人才。师恩难忘，无以为报，可以告慰恩师的最好礼物可能就是患者康复后的笑脸。

正是体会到耳外科医师成长的艰难，我非常乐意做一些具体工作帮助年轻医师少走弯路、顺利跨过门槛。编写此图谱的目的是希望就耳外科最常见的问题提供实用的手术方法，这些都是 Fisch 教授应用了 30 年、经耳外科实践和教学证明确有价值的外科手术。所有图片由我自己实施解剖操作并拍照，力求传达手术要点精华。本图谱特点是以准确、详实的解剖图片对耳外科显微手术步骤进行循序渐进的诠释，对每一步骤及隐含其中的原理进行细致说明和详细阐述。正是为了体现 Fisch 的哲学思想，本图谱以先进的理念、科学的设计、可靠的步骤、精细的操作来完成每一例手术入路，配以清晰的图示、详尽的注释，使初学者也可以循序渐进地掌握手术方法，进而应用于临床。在内容编排上，本图谱完整地展示了 Fisch 技术体系：首先是最基本的中耳手术，涉及外耳道成形术、鼓膜修补术、听骨链成形术、乳突根治术（开放及闭合技术）等；在此基础上，由中耳向内耳进军，介绍了镫骨开窗术；进一步深入，介绍了目前最热门的内耳手术——人工耳蜗植入术。外科手术与对弈类似，深思熟虑方可行动，必须做到胸中有数。手术过程应该是一个不断验证术前判断的过程，而不是一个意外发现惊喜不断的过程。笔者推崇"把解剖训练当临床手术做"，将来才可能"把真实手术当解剖训练做"。唯有持之以恒地遵循正确的手术原则，才能使术者即使面临意外也能处置得当，避免外科事故。

工欲善其事，必先利其器。众所周知，现代耳科学发端于 20 世纪 50 年代，正是依赖手术显微镜、高速耳科电钻、耳科显微器械的发明和应用，才极大地推动了耳外科学的发展。本图谱的另一特点就是简要图示了实施以上手术所需的设备及器械，以便读者可以按图索骥，规范使用。

夏　寅

2018 年 5 月

目 录
Contents

第一章　骨性外耳道成形术相关解剖

骨性外耳道成形术：通过环形扩大骨性外耳道以便在一个显微镜视野下看清整个鼓环（不需反复调整显微镜角度）。暴露是否彻底不但影响其后续步骤的操作，而且可能影响术后恢复及疗效。

适应证

鼓膜穿孔的患者，尤其是鼓膜前方穿孔或者大穿孔的患者，为了充分暴露前方鼓膜及鼓环，均需行外耳道成形术。

主要步骤

1. 皮肤切口。
2. 切制耳后骨膜瓣。
3. 横断外耳道后壁。
4. 制作外耳道皮瓣。
5. 剥离外耳道皮瓣。
6. 磨除突出骨质。
7. 完整显露鼓环。

以下解剖步骤以右侧耳为例。

耳廓上极

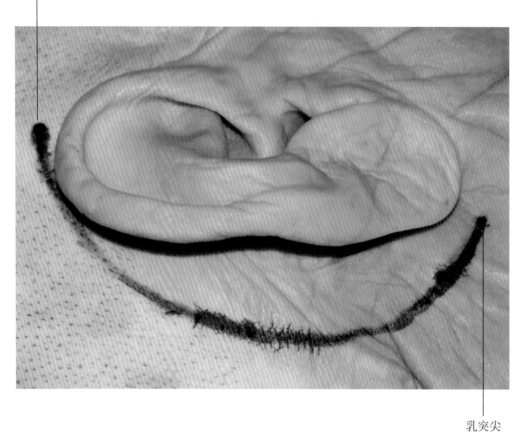

乳突尖

图 1-1 做手术切口

使用 10 号刀片切制耳后 C 型切口。切口范围：上至耳廓附着处上 0.5cm、后可达耳廓后沟后 2cm、下至乳突尖的弧形切口

【特定器械】10 号刀片

【技巧与要点】注意切口范围向下必须切至乳突尖，以便充分暴露术野，如此操作不会伤及面神经

颞肌　　　　　　　　　　　　　　　　　　　耳后皮瓣

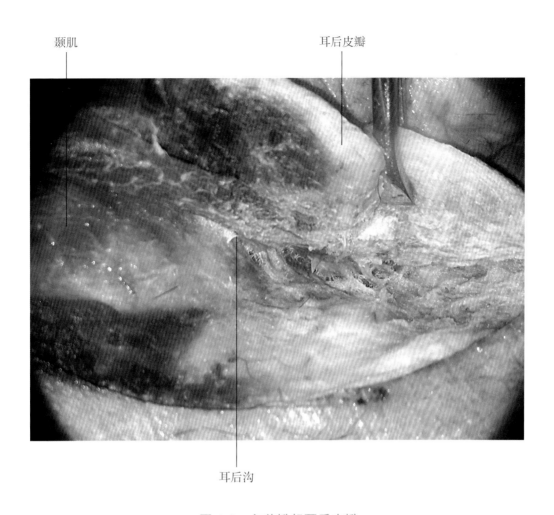

耳后沟

图 1-2　向前掀起耳后皮瓣

紧贴乳突骨膜、颞肌表面向前分离耳后皮瓣至暴露耳廓后沟

【技巧与要点】注意勿分离太深，避免伤及颞肌，损伤颞肌筋膜，否则会增加出血，影响颞肌筋膜取材

颞线（骨膜瓣上切缘）　　　　　　　　　骨膜瓣下切缘

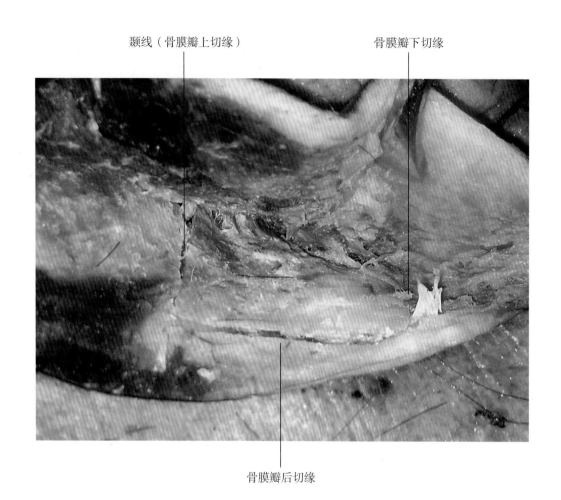

骨膜瓣后切缘

图 1-3　切制耳后骨膜瓣

使用 11 号刀片切制骨膜瓣：沿颞线方向切制骨膜瓣上切缘，平外耳道底向后约 2cm 切制骨膜瓣下切缘，连接上下缘的后端形成后切缘。骨膜瓣大小如图示

【特定器械】11 号刀片

【技巧与要点】临床上往往称耳后骨膜瓣为肌骨膜瓣，但是此处不带肌肉

外耳道后壁　　耳后骨膜瓣

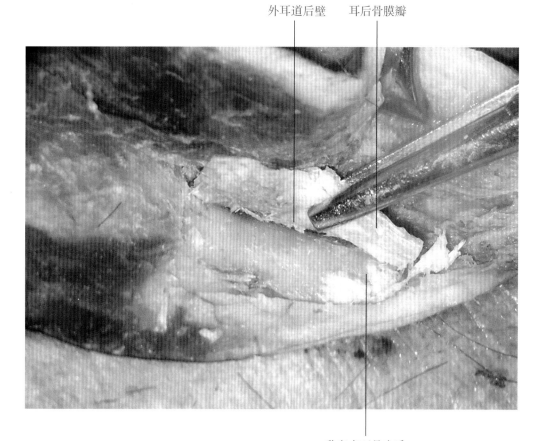

乳突表面骨皮质

图 1-4　掀起耳后骨膜瓣

在乳突表面利用 Fisch 骨膜剥离器向前分离骨膜瓣，直至暴露外耳道后壁，充分暴露乳突表面

【特定器械】Fisch 骨膜剥离器

【技巧与要点】充分分离骨膜瓣，以便完全暴露乳突表面；不必过分向前分离骨膜瓣，以免损伤外耳道后壁

耳后骨膜瓣

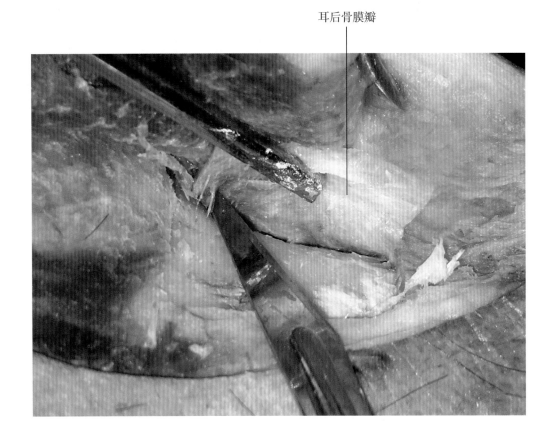

图 1-5　横行切断外耳道后壁皮肤

使用 11 号刀片沿骨性外耳道口水平向下 1mm，从 12 点到 7 点（右），横行切断外耳道后壁皮肤

【特定器械】11 号刀片

颞线　颧弓根　鳞鼓裂　外耳道后壁切口

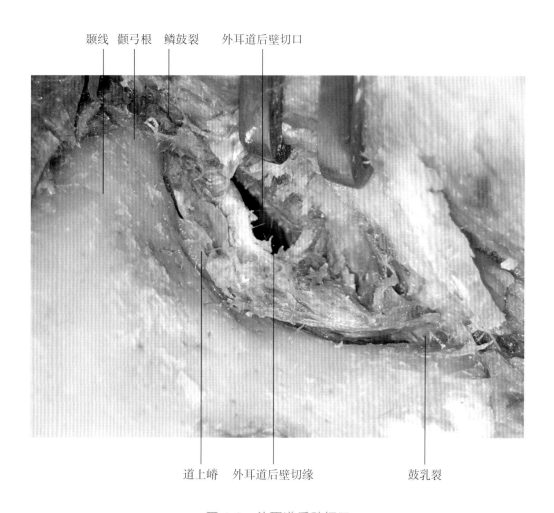

道上嵴　外耳道后壁切缘　鼓乳裂

图 1-6　外耳道后壁切口

继续使用 11 号刀片将切口上端向前延伸至 1 点处（右），暴露鳞鼓裂。切口下缘需暴露
鼓乳裂

【特定器械】11 号刀片

【技巧与要点】鳞鼓裂与鼓乳裂是外耳道皮肤与外耳道粘连最紧处。暴露鳞鼓裂、鼓乳裂以
便于分离、制作外耳道皮瓣

鳞鼓裂

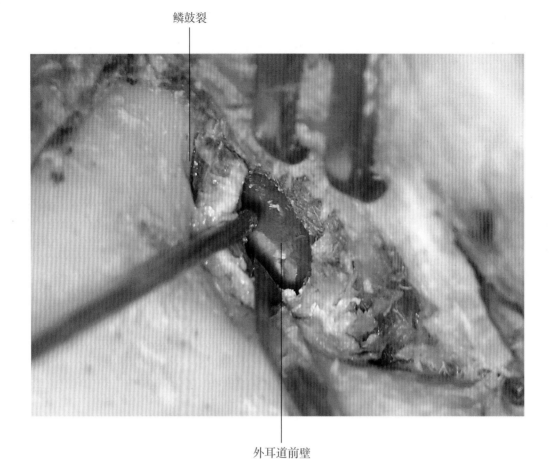

外耳道前壁

图 1-7　制作外耳道皮瓣：第一切口

暴露外耳道后，继续使用 11 号刀片制作蒂在前方的螺旋形外耳道皮瓣。第一切口起于 7
点处距鼓环外 2mm（右），向前上延伸经外耳道前壁至鳞鼓裂

【特定器械】11 号刀片
【技巧与要点】注意左手持吸引器撑开外耳道后壁皮肤以便暴露外耳道

外耳道后壁皮肤

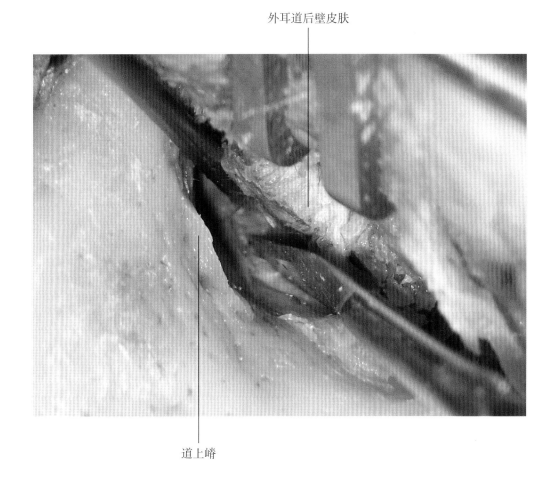

道上嵴

图 1-8　制作外耳道皮瓣：第二切口

向前分离外耳道后壁皮肤，使用 11 号刀片制作第二切口：在 7 点处距鼓环外 2mm 处环形 1 周横行切断外耳道皮肤

【特定器械】11 号刀片

吸引器　　　　　　　Fisch 显微剥离器

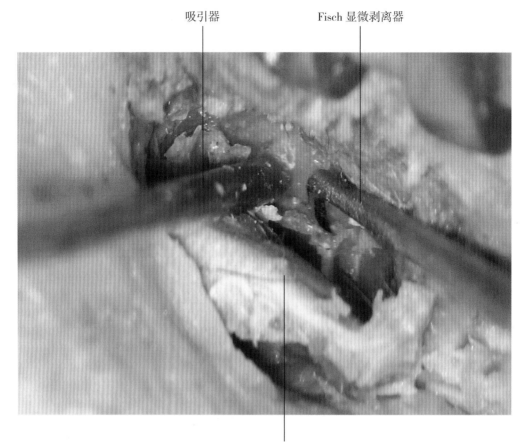

外耳道皮瓣

图 1-9　掀起外耳道皮瓣

右手持 Fisch 显微剥离器，左手持显微吸引器制作蒂在前部的大三角形外耳道皮瓣

【特定器械】Fisch 显微剥离器
【技巧与要点】显微剥离器头部必须始终贴紧骨壁，在垂直和水平方向轻轻移动分离外耳道皮瓣。吸引器可帮助固定外耳道皮瓣，以便暴露术野

外耳道皮瓣

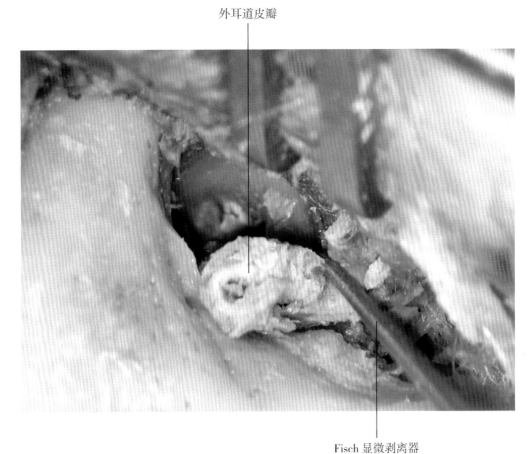

Fisch 显微剥离器

图 1-10　剥离外耳道皮瓣

将外耳道皮肤呈卷筒样向外分离，继续使用 Fisch 显微剥离器向下向前分离外耳道皮瓣

【特定器械】Fisch 显微剥离器
【技巧与要点】注意保护外耳道皮瓣的蒂部，保证蒂部的完整

鳞鼓裂　　　鼓膜　鼓骨

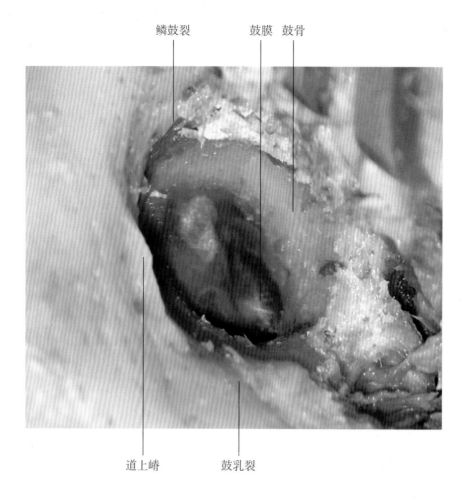

道上嵴　　　鼓乳裂

图 1-11　暴露骨性外耳道

向前掀起外耳道皮瓣，完全显露颞骨鼓部，上至鳞鼓裂，下至鼓乳裂，显示骨性外耳道全貌

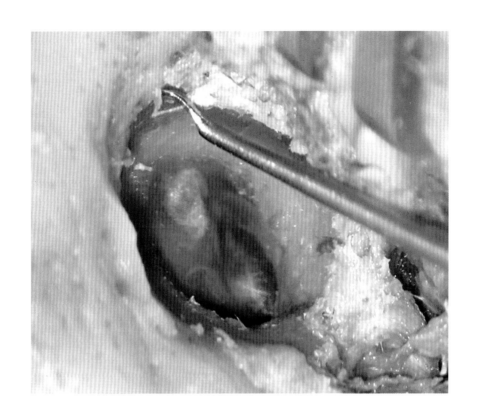

图 1-12　正确认识鳞鼓裂

本图所示为鳞鼓裂。鳞鼓裂是颞骨鼓部和颞骨鳞部的分界线。俗称为"前上嵴"，根据英文文献，这样翻译并不准确

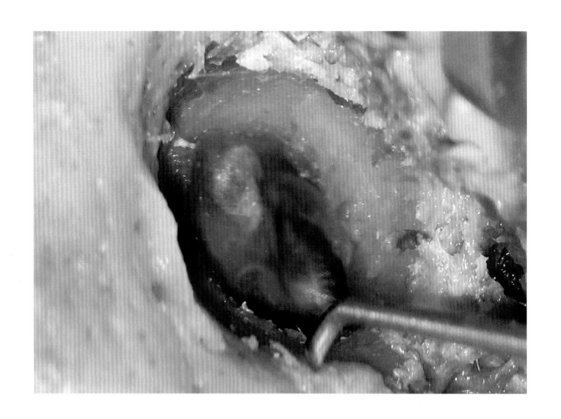

图 1-13　正确认识鼓乳裂

本图所示为鼓乳裂。鼓乳裂是颞骨鼓部和颞骨乳突部的分界线。鼓乳裂可作为解剖标志，它的深面有面神经走行，但是暴露鼓乳裂并不会伤及面神经

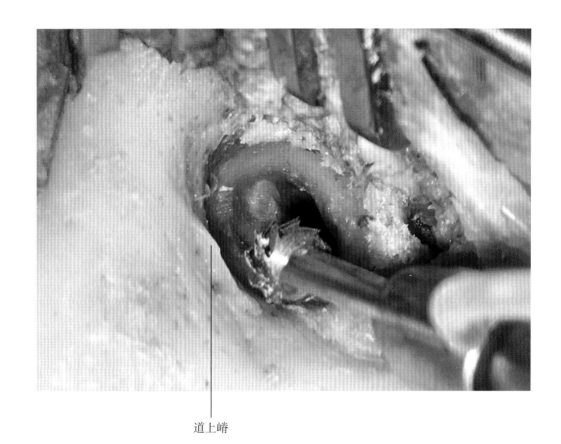

道上嵴

图 1-14 磨除道上嵴

使用 4mm 切割钻磨除道上嵴

【特定器械】4mm 切割钻
【技巧与要点】以便充分暴露骨性外耳道

外耳道顶壁   外耳道前壁

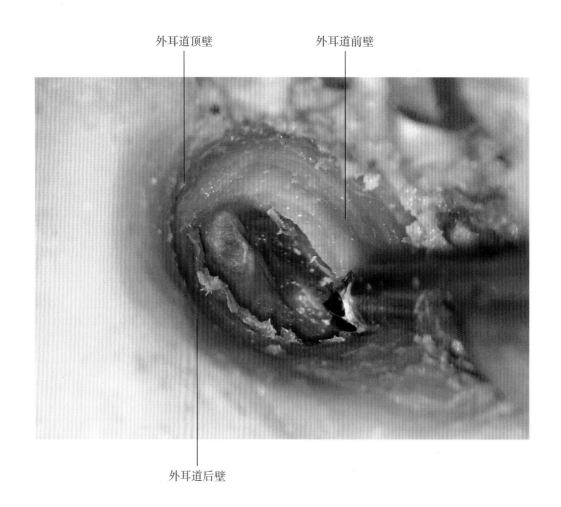

外耳道后壁

图 1-15 显露鼓环

在狭窄的外耳道，难以看清鼓环前下方。此时，可在外耳道底壁 6 点处磨一骨沟直到清晰看见鼓环白线

【技巧与要点】这样可扩大外耳道，避免损伤后方面神经、下方颈静脉球和前方颈内动脉。因为在鼓环外侧外耳道底壁是不会接触这些结构的

Fisch 显微剥离器

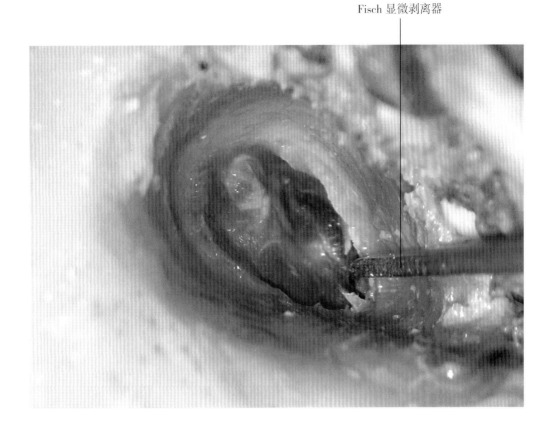

图 1-16　分离鼓环外 2mm 皮肤

确认鼓环后，使用 Fisch 显微剥离器从外向内分离鼓环外 2mm 的皮肤至鼓环

【特定器械】Fisch 显微剥离器
【技巧与要点】分离皮肤后以便继续磨除骨性外耳道前壁和底壁的骨质，以便充分暴露鼓环

外耳道顶壁　　　　　前方的鼓环　外耳道前壁

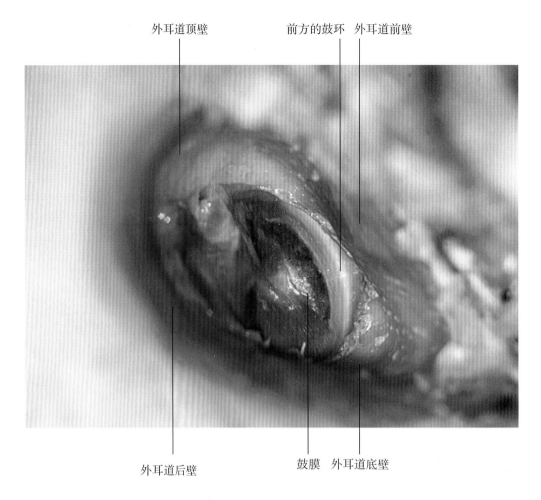

外耳道后壁　　　　　鼓膜　外耳道底壁

图 1-17　完成外耳道成形

【技巧与要点】磨除所有突出的骨质后，达到不必调整显微镜的位置，一个显微镜视野下即可看清鼓膜全貌的目的。骨性外耳道成形意义：完全暴露鼓环，避免遗留病变

2 第二章 鼓膜成形术 相关解剖

鼓膜成形术：利用颞肌筋膜等材料修补鼓膜穿孔。

适应证

适合各种大小的鼓膜穿孔。

主要步骤

1. 切取颞肌筋膜。
2. 完成外耳道成形。
3. 制作新鼓膜固定点。
4. 探查听骨链。
5. 磨制新鼓沟。
6. 放置颞肌筋膜。

以下解剖步骤以左侧耳为例。

耳廓附着处上缘

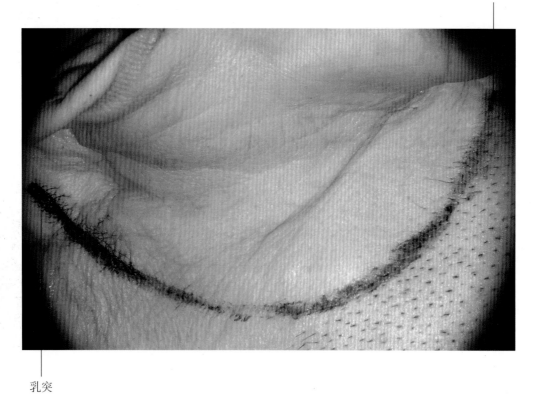

乳突

图 2-1　耳后切口

使用 10 号刀片切制耳后 C 形切口。切口范围：上从耳廓附着处上缘 0.5cm 向后到耳廓后沟 2cm，向下至乳突尖

【特定器械】10 号刀片

【技巧与要点】注意切口范围向下必须切至乳突尖，以便充分暴露术野，如此操作不会伤及面神经

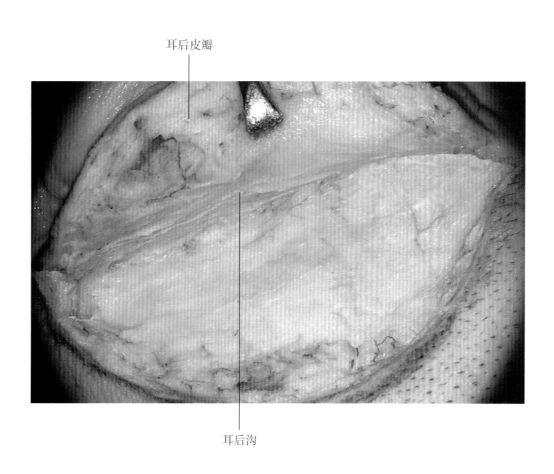

图 2-2　掀起耳后皮瓣

紧贴乳突骨膜、颞肌表面向前分离耳后皮瓣至暴露耳廓后沟

【技巧与要点】注意勿分离太深，避免伤及颞肌，损伤颞肌筋膜，否则会增加出血，影响颞肌筋膜取材

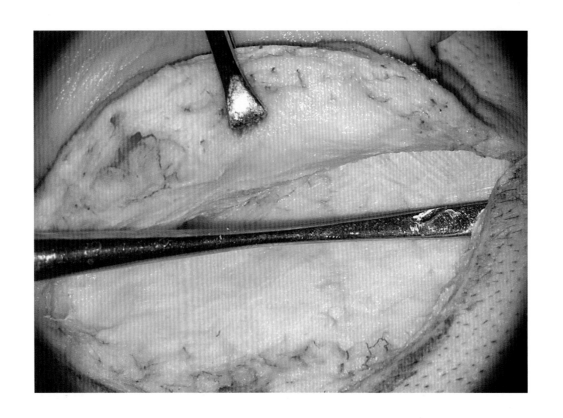

图 2-3　分离皮下组织

使用剥离子分离皮肤和颞肌筋膜间的皮下组织

【特定器械】剥离子
【技巧与要点】充分暴露颞肌筋膜，以便切取颞肌筋膜。注意勿损伤颞肌筋膜

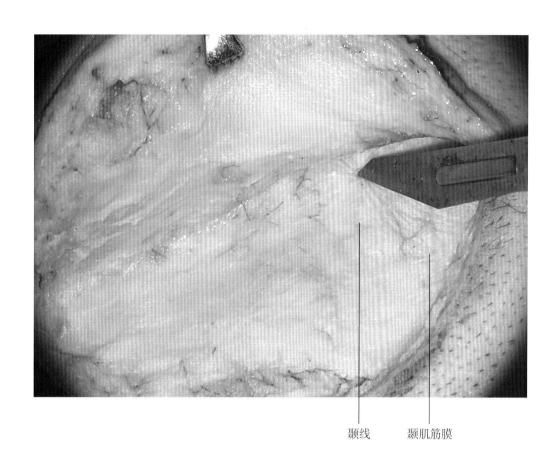

颞线   颞肌筋膜

图 2-4 切取颞肌筋膜

使用 11 号刀片沿颞线上方约 5mm（颞肌表面）从前向后切开颞肌筋膜

【特定器械】11 号刀片

【技巧与要点】颞线为颞肌与颞肌筋膜附着处，因此切口需在颞线上方，以便切开颞肌筋膜；同时，切口勿太深，避免伤及颞肌，导致出血

颞肌

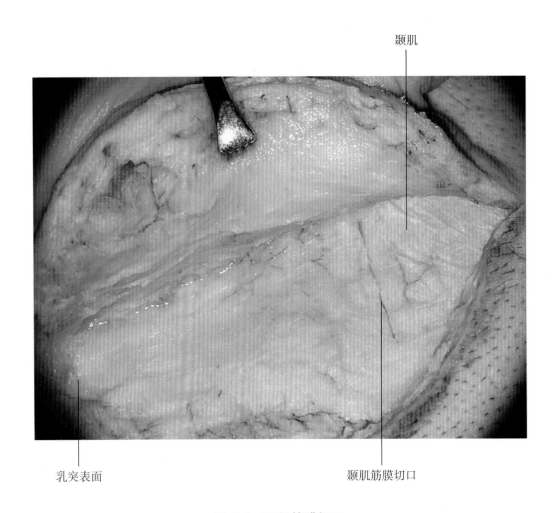

乳突表面　　　　　　　　　　　　　　颞肌筋膜切口

图 2-5　颞肌筋膜切口

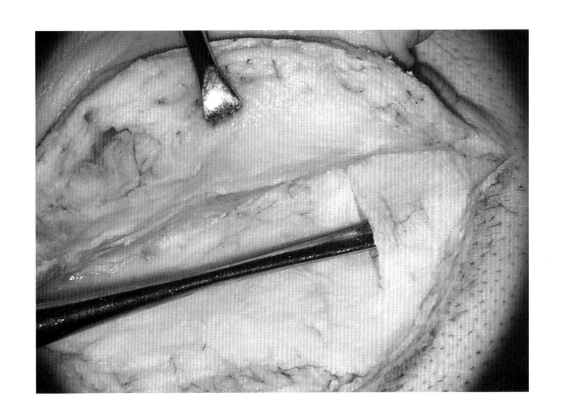

图 2-6 分离颞肌筋膜

使用剥离子紧贴颞肌筋膜深面（颞肌表面）予以分离，从下向上、从前向后分离颞肌筋膜

【特定器械】剥离子

【技巧与要点】分离勿过深，以免损伤颞肌，导致出血

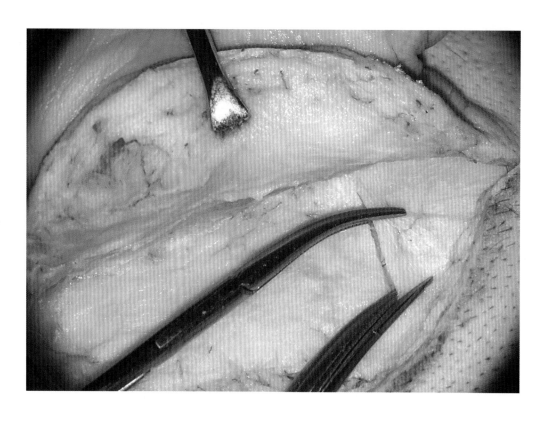

图 2-7　切取颞肌筋膜

左手使用小弯钳夹持颞肌筋膜，右手持眼科剪切取适当大小的颞肌筋膜全层

【特定器械】小弯钳、眼科剪

【技巧与要点】勿仅分离、切取颞肌筋膜浅层，因为浅层太薄，不适合用于鼓膜修补

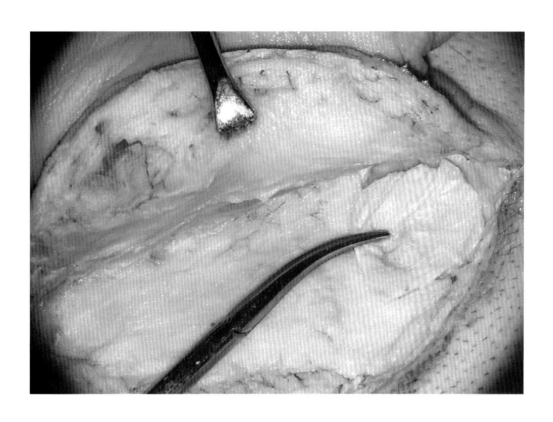

图 2-8 已切取好的颞肌筋膜

颞肌筋膜大小约 1.5cm×1.5cm

【技巧与要点】所取筋膜面积需大于鼓膜面积，保证筋膜修剪后足够覆盖在鼓环上

鼓环   锤骨柄

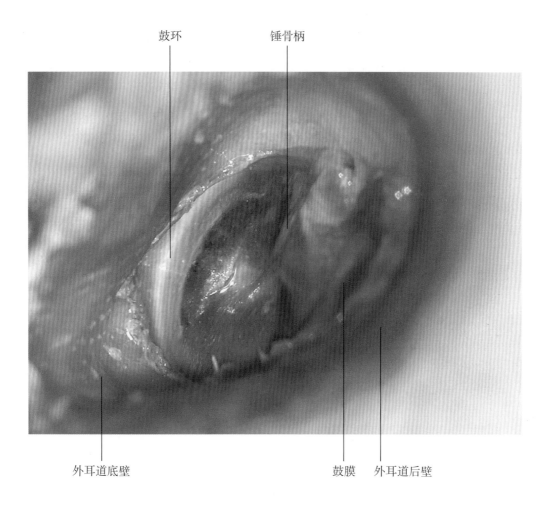

外耳道底壁   鼓膜   外耳道后壁

图 2-9 完成外耳道成形

图示完成外耳道成形术后，一个显微镜视野下显露鼓膜全貌

锤骨柄

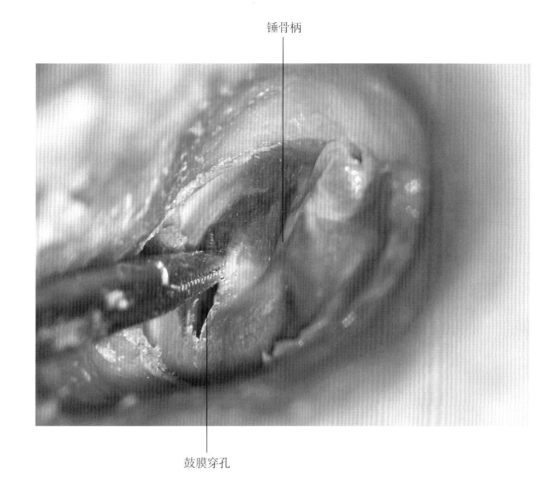

鼓膜穿孔

图 2-10 制作穿孔新鲜创缘

使用超纤细活检钳将原穿孔创缘撕掉形成新鲜创缘，以利于鼓膜愈合

【特定器械】超纤细活检钳
【技巧与要点】此步骤需在制作外耳道皮肤 - 鼓膜瓣之前完成，以保证鼓膜有足够的张力

掀起的鼓膜　　　锤骨

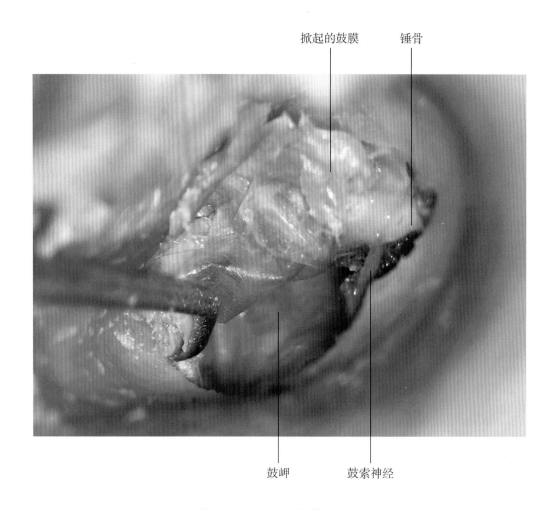

鼓岬　　　鼓索神经

图 2-11　制作新鼓膜固定点

使用 Fisch 显微剥离器从鼓室后嵴掀起后上外耳道皮肤 - 鼓膜瓣，并将下方鼓环从鼓沟分起。继续向前掀起外耳道皮肤 - 鼓膜瓣至 8 点（左），以获得足够的前部空间固定移植膜

【特定器械】Fisch 显微剥离器
【技巧与要点】注意：①保护鼓索神经；②千万不要掀起 8~10 点处（左）的鼓环，否则可导致外耳道 - 鼓膜角变钝，影响鼓室成形术效果

Fisch 显微剥离器　　　　　　鼓索神经　锤骨

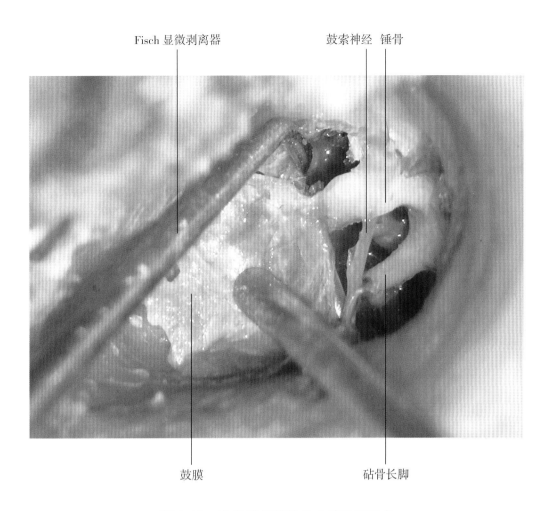

鼓膜　　　　　　　　　　　　砧骨长脚

图 2-12　准备移植膜的前方辅助固定点

遇到大穿孔或前方穿孔时，使用 Fisch 显微剥离器在锤骨前方 10~11 点间（左）将鼓环从鼓沟分离

【特定器械】Fisch 显微剥离器

【技巧与要点】通过此裂隙将颞肌筋膜的前上部固定于此处，这样就不需要在前鼓室填塞明胶海绵支撑颞肌筋膜，以避免鼓膜内陷

鼓膜穿孔

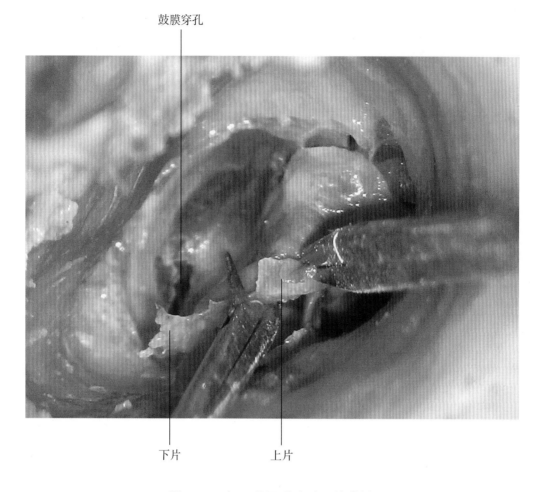

下片　　　　　　　上片

图 2-13　切开外耳道皮肤 - 鼓膜瓣

使用鼓室成形显微剪将掀起的外耳道皮肤 - 鼓膜瓣从后向前切至穿孔处，形成上、下两片

【特定器械】鼓室成形显微剪

鼓膜穿孔

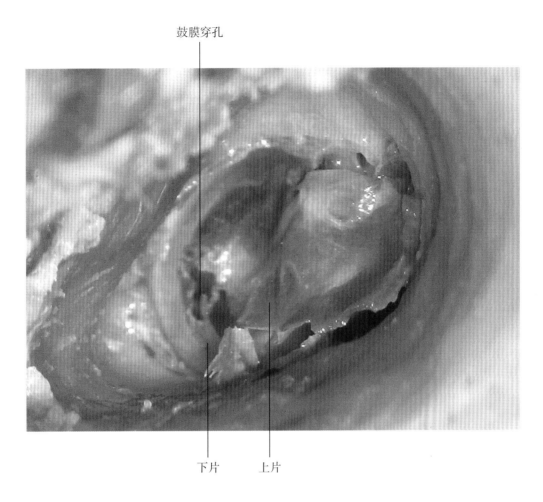

下片　　上片

图 2-14　剪开外耳道皮肤 - 鼓膜瓣后（摇门技术）

摇门技术（swing-door technique）是指将外耳道的后壁皮肤 - 鼓膜瓣切开，形成上、下两片

【技巧与要点】以便充分暴露鼓室及鼓室内的病变，修补穿孔以后再将上、下两片复位

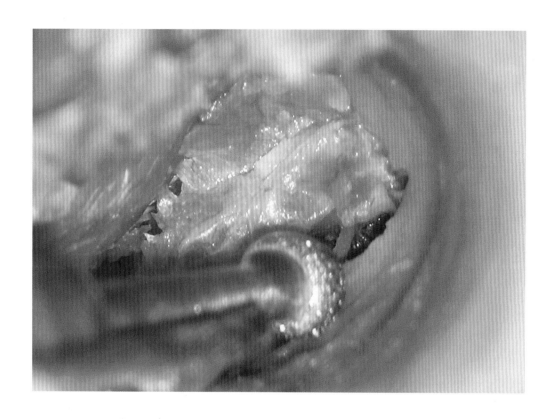

图 2-15   制作鼓室探查窗

使用 2mm 金刚钻磨除部分外耳道后上壁，进入鼓室，暴露听骨链

【特定器械】2mm 金刚钻
【技巧与要点】注意：①避免使用 2mm 以上金刚钻，否则容易损伤保留的皮肤 - 鼓膜瓣；②暴露听骨链的目的是为了确认听骨链的完整性和活动度，以保证鼓膜成形术的效果

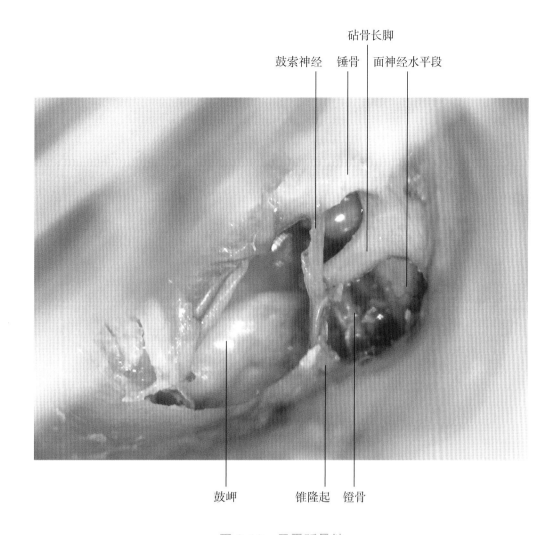

砧骨长脚

鼓索神经　锤骨　面神经水平段

鼓岬　　　锥隆起　镫骨

图 2-16　显露听骨链

磨除部分外耳道后壁后，可以显露鼓索神经、砧骨长突、锤骨、砧镫关节和镫骨，以便确认听骨链的完整性

鼓膜　　　锤骨　砧骨长脚

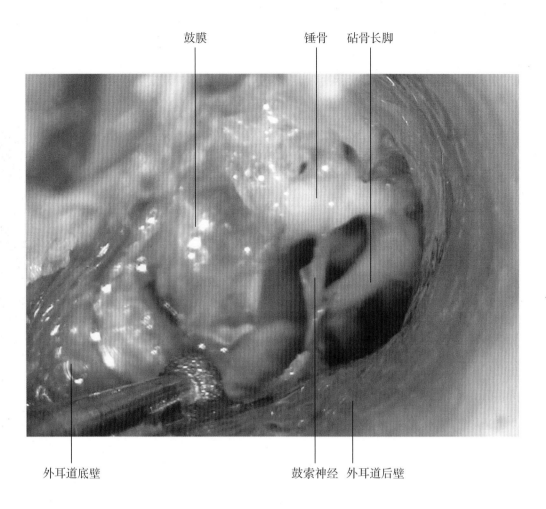

外耳道底壁　　　　　　　　　　　　鼓索神经　外耳道后壁

图 2-17　磨制新鼓沟

使用 2mm 金刚钻在骨性外耳道底壁和后壁表面磨出一个新鼓沟，以便放置筋膜

【特定器械】2mm 金刚钻

【技巧与要点】目的：底壁和后壁的原鼓环已被掀起，此鼓沟用于随后放置筋膜，避免筋膜
内陷

锤骨外侧突

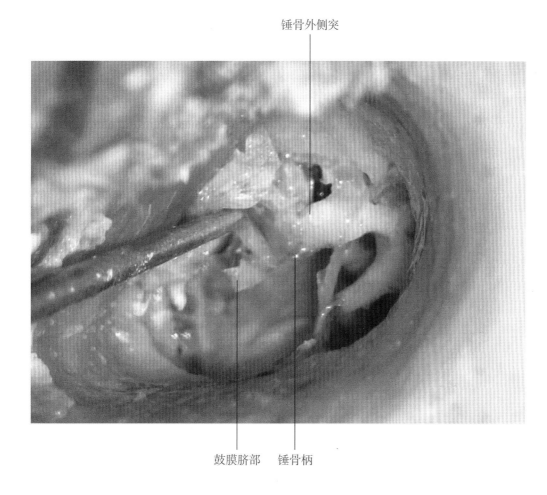

鼓膜脐部　锤骨柄

图 2-18　清理鼓膜脐部附着上皮

使用 1.5mm 45° 钩针清理鼓膜脐部附着鼓膜上皮

【特定器械】1.5mm 45° 钩针

【技巧与要点】暴露锤骨柄的尖，便于制作移植膜支撑点。内植法移植物支撑点包括：（左）8~10 点；锤骨柄的尖；外耳道底壁；外耳道后壁

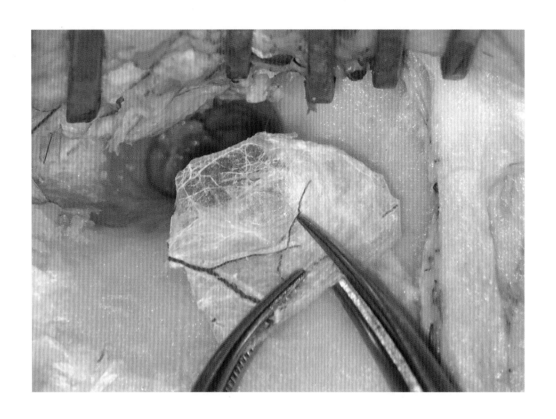

图 2-19　切制颞肌筋膜切口

在颞肌筋膜一侧切制筋膜切口，长度约 3~4mm

【技巧与要点】以便将筋膜经残余鼓膜的下方经上方的裂隙（锤骨前方 10~11 点间，左耳）
固定在 8~10 点处

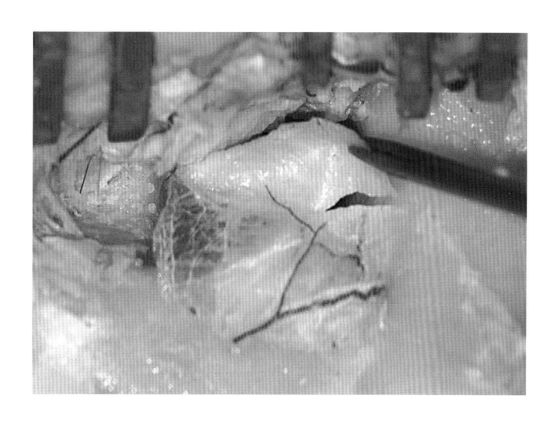

图 2-20　准备放置颞肌筋膜

使用鳄鱼钳将修剪好的颞肌筋膜移入鼓室

【特定器械】鳄鱼钳

残余鼓膜   外耳道顶壁

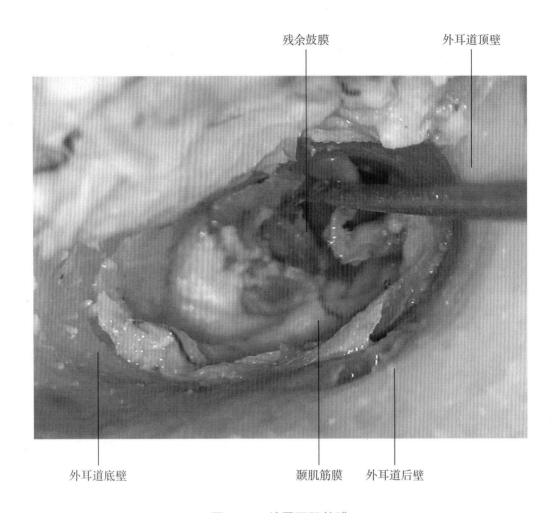

外耳道底壁   颞肌筋膜   外耳道后壁

图 2-21 放置颞肌筋膜

使用 2.5mm 45°钩针将颞肌筋膜分别放置在 4 个固定点，即：（左）8~10 点、脐部、外耳道底壁（后面贴附于外耳道后壁、顶壁）

【技巧与要点】2.5mm 45°钩针

原穿孔　原鼓膜　拉出的颞肌筋膜

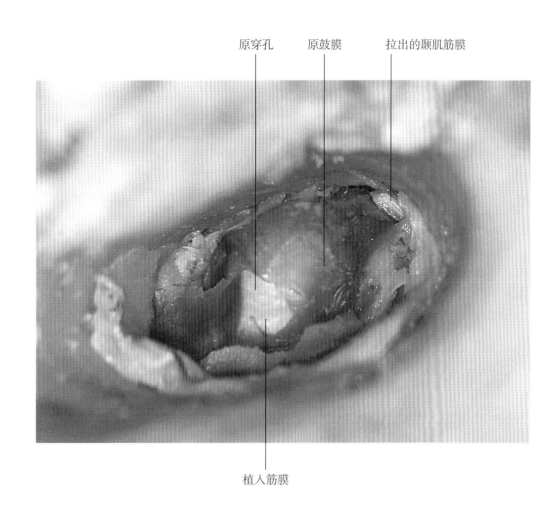

植入筋膜

图 2-22　完成鼓膜成形术

复位外耳道皮肤 - 鼓膜瓣，压在颞肌筋膜表面，彻底封闭鼓膜穿孔

3

第三章 闭合式乳突根治术相关解剖

闭合式乳突根治术：即在保留外耳道后壁骨质完整的前提下完成乳突根治术。乳突应完全敞开、彻底清除病变，使乳突腔形成浅碟状，尽量缩小乳突腔空间。

适应证

本术式适合慢性化脓性中耳炎患者乳突气化良好，且病灶范围局限时行闭合式乳突根治术。

主要步骤

1. 开放鼓窦。
2. 磨除乳突骨皮质。
3. 轮廓化外耳道后壁、中颅底、乙状窦、二腹肌嵴。
4. 轮廓化面神垂直段、半规管。
5. 开放面隐窝。
6. 开放上鼓室。

以下解剖步骤以右侧耳为例。

闭合式乳突根治术是在完成骨性外耳道成形术的基础上，充分开放乳突腔，彻底清除乳突内病变。本章为完成骨性外耳道成形术后开始实施的操作。

颞线水平

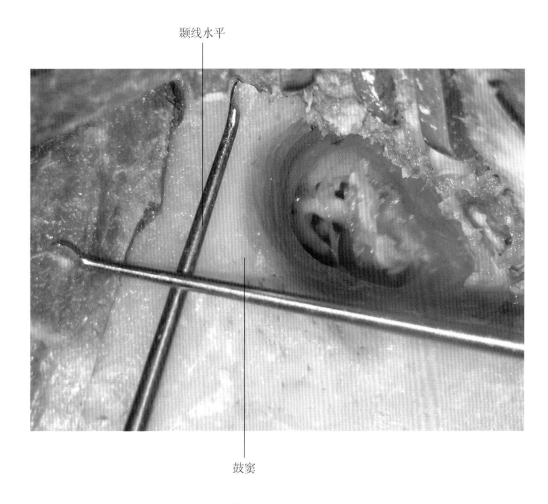

鼓窦

图 3-1 定位鼓窦

鼓窦位于颞线与外耳道后壁平行线的交叉处的前下方

【技巧与要点】完成外耳道成形后，再行鼓窦开放术。如果先行鼓窦开放，再行外耳道成形，则外耳道后壁靠前。因此，先行外耳道成形，即先确定了外耳道后壁的位置，再行鼓窦开放。鼓窦开放术的目的：探查上鼓室与中鼓室是否通畅

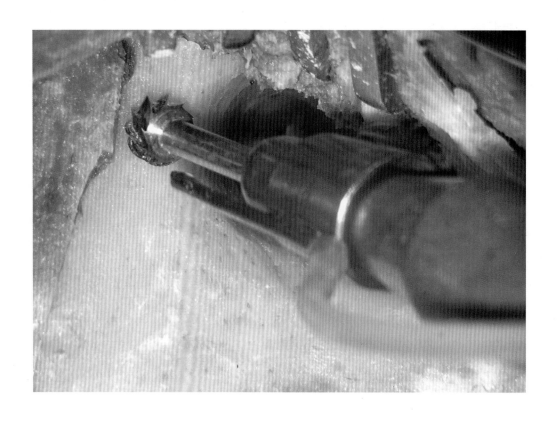

图 3-2　磨除鼓窦骨皮质

在上图所示的鼓窦区，使用大的切割钻顺着颞线从前向后磨除鼓窦表面骨皮质

【特定器械】6mm 切割钻

【技巧与要点】此处不必使用金刚钻

筛区

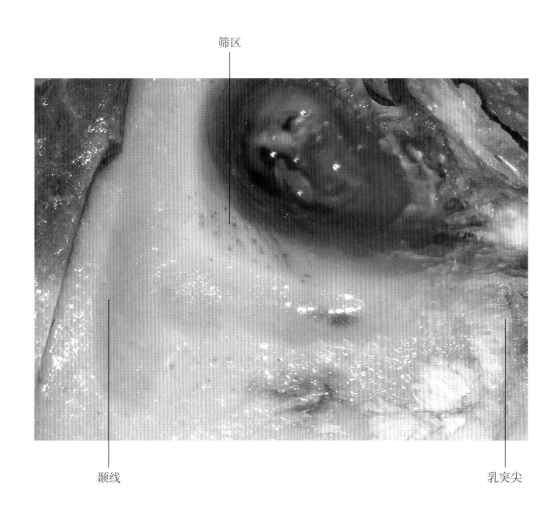

颞线 乳突尖

图 3-3 磨除鼓窦骨皮质

顺颞线向后磨除，并沿外耳道切线垂直于颞线，呈 T 形磨除骨质

颞肌　　　　　鼓窦　外耳道后壁

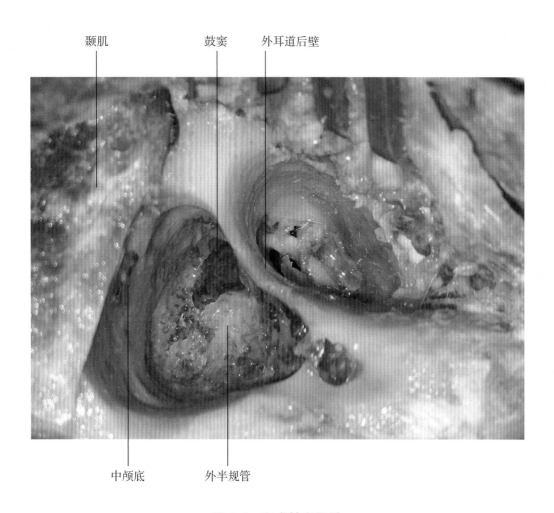

中颅底　　　外半规管

图 3-4　完成鼓窦开放

继续使用切割钻磨除颅中窝脑膜表面的骨质，使用金刚钻轮廓化中颅底，表面仅留骨壳，不暴露颅中窝硬脑膜。沿着轮廓化的颅中窝底向内即可显露鼓窦。开放鼓窦至暴露外半规管。准备行冲水试验

【特定器械】金刚钻

冲洗球

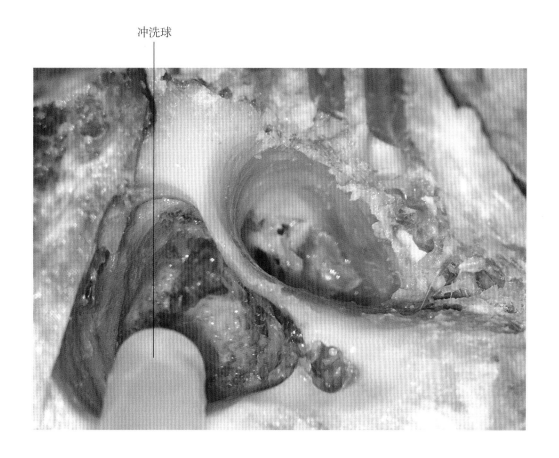

图 3-5 冲水试验

冲水试验的目的是检查上鼓室与中鼓室是否通畅。试验方法是从鼓窦进行冲洗，确认林格溶液顺利进入中耳并从外耳道流出，这种情况下无需处理听骨链。否则，则说明听骨及周围组织粘连，阻碍上、中鼓室交通，需要沿轮廓化的颅中窝底向前磨除骨质直至暴露砧骨和锤骨（开放上鼓室）。如果有瘢痕组织或肥厚黏膜应予以清理，使鼓窦入口畅通

外半规管　　外耳道上壁　面神经垂直段
　　　　　　外耳道后壁　面后气房　二腹肌嵴

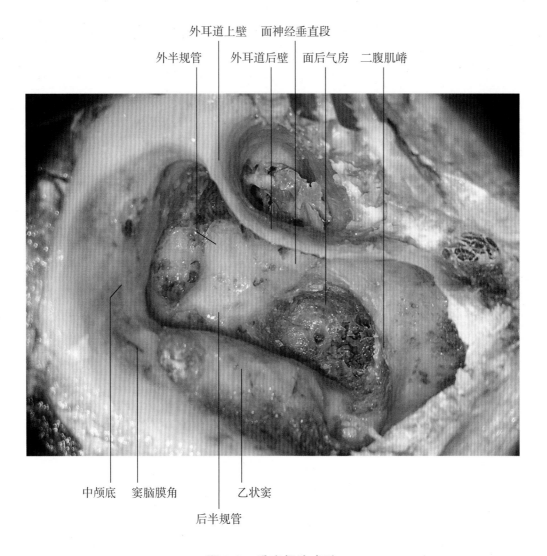

中颅底　窦脑膜角　　　乙状窦

后半规管

图 3-6　乳突根治术腔

向前至轮廓化外耳道后壁，向上轮廓化中颅底，向后轮廓化乙状窦，暴露窦脑膜角，向下轮廓二腹肌嵴。术腔内壁显露外半规管、后半规管、面神经垂直段

【技巧与要点】定位面神经垂直段：轮廓化二腹肌嵴，沿二腹肌嵴向前辨认茎乳孔骨膜（向前下弯曲），轮廓化茎乳孔，这是面神经垂直段的下极；轮廓化后半规管，后半规管壶腹的前方 2mm 是面神经垂直段的上极；据此可判断面神经垂直段的走行

中颅底　　外半规管　　面神经锥曲段　　面神经垂直段
　　　　　　　后拱柱　　　外耳道后壁

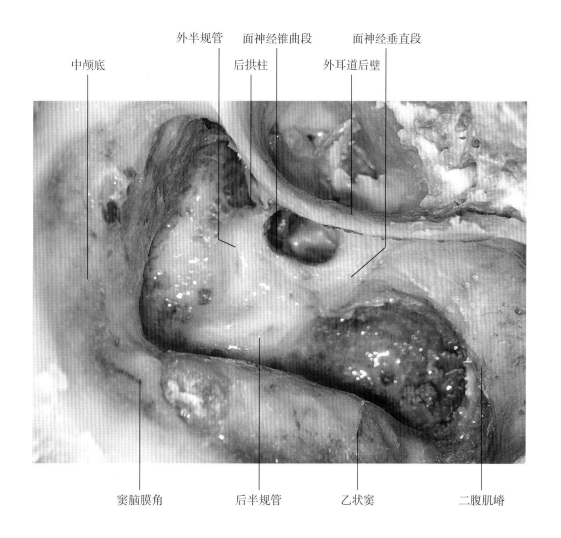

窦脑膜角　　　后半规管　　　乙状窦　　　二腹肌嵴

图 3-7　开放后鼓室

即面隐窝入路，磨除面神经锥曲段和鼓索神经之间的骨质，进入后鼓室。找到面神经垂直段的上极，其上方即为面神经锥曲段，经锥曲段前方就能安全打开面隐窝

【技巧与要点】注意保护已轮廓化的面神经垂直段和锥曲段。避免暴露面神经（保留一层骨壳），以免增加面瘫的风险。钻头勿碰砧骨，不要损伤鼓索神经和鼓环。外耳道后壁勿磨太薄以免发生迟发性萎缩。操作时注意勿在小洞中或悬骨下操作

后拱柱　　　鼓岬

外半规管　　　外耳道后壁

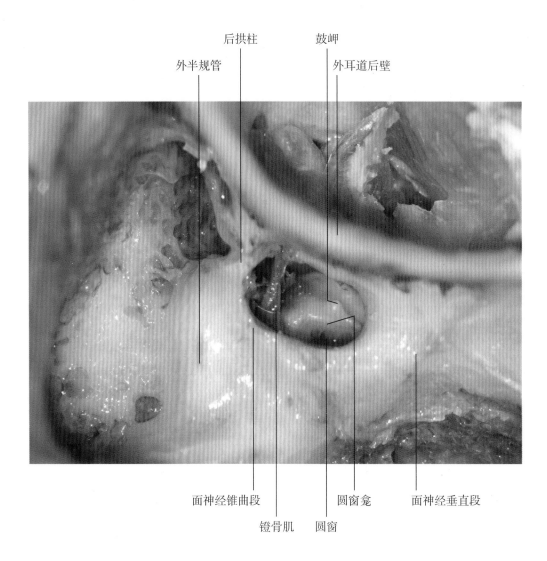

面神经锥曲段　　　圆窗龛　　　面神经垂直段

镫骨肌　　　圆窗

图 3-8　开放后鼓室

此为图 3-7 的局部放大图，用以显示中耳结构

【技巧与要点】注意避免损伤前方的鼓索神经，而导致味觉丧失

中颅底　　　颧弓根　　　外耳道顶壁

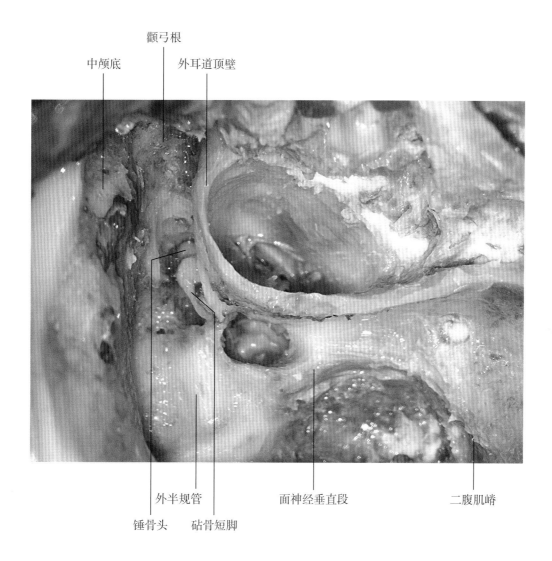

外半规管　　　面神经垂直段　　　二腹肌嵴

锤骨头　　砧骨短脚

图 3-9　开放上鼓室

沿中颅底继续向前磨除骨质至颧弓根：使用切割钻磨除上鼓室外侧壁，使用金刚钻轮廓鼓室盖，显露深部的砧骨、锤骨头、锤砧关节

【技巧与要点】注意既要显露听骨，但是不接触听骨，以免引起耳鸣、听力损失。建议磨除听骨链表面的外耳道顶壁时使用小金刚钻，避免影响听骨链的完整性

4 第四章 开放式乳突根治术 相关解剖

开放式乳突根治术：彻底清除中耳乳突内病变组织，通过切除外耳道后壁和顶壁，使鼓室、鼓窦、乳突腔和外耳道形成一永久向外开放空腔的手术。

适应证

1. 中耳胆脂瘤或经保守治疗无效的慢性中耳炎，合并极重度聋或接近极重度聋者。

2. 上述两种疾病病变广泛。术中不能确保将其完全清除者；或鼓室内壁已全部上皮化；咽鼓管完全闭锁者。

3. 慢性化脓性中耳炎引起颅内并发症（一般先作扩大的乳突开放术，待颅内病变痊愈后，再行乳突根治术）；或合并面瘫；或合并鼓岬瘘管者。

4. 结核性中耳炎伴骨质破坏，死骨形成者。

5. 某些中耳良性肿瘤，如面神经鞘膜瘤、鼓室球瘤等。

主要步骤

1. 完成闭合式乳突根治。

2. 磨除外耳道后壁和顶壁。

3. 分离砧镫关节。

4. 分离锤砧关节。

5. 摘除砧骨。

6. 摘除锤骨。

7. 切除乳突尖。

以下解剖步骤以左侧耳为例。

开放式乳突根治术是在完成闭合式乳突根治术的基础上，充分开放乳突腔，彻底清除乳突内病变。本章为完成闭合式乳突根治术后开始实施的操作。

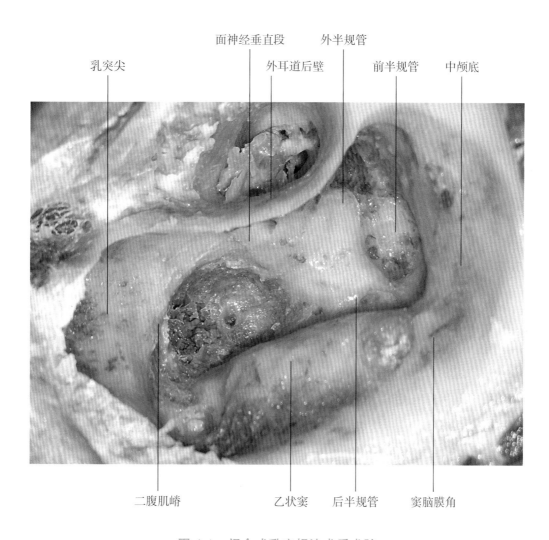

乳突尖　　　面神经垂直段　　外半规管

　　　　　外耳道后壁　　前半规管　中颅底

二腹肌嵴　　　乙状窦　　后半规管　窦脑膜角

图 4-1　闭合式乳突根治术后术腔

如前所述完成闭合式乳突根治：使用切割钻从中颅底到乳突尖广泛磨除外侧骨质；使用金刚钻轮廓化外耳道后壁、中颅底、乙状窦、窦脑膜角、二腹肌嵴

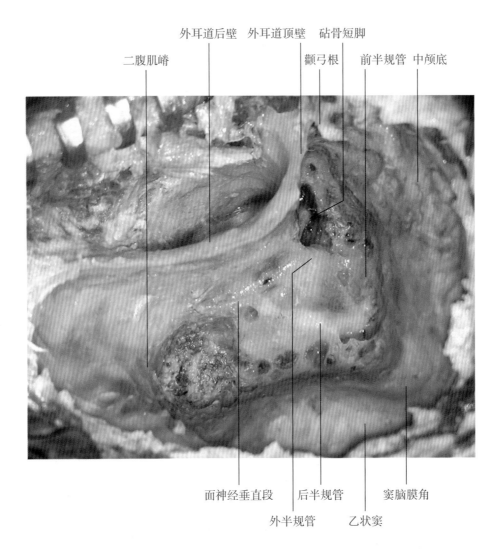

图 4-2 开放上鼓室

开放鼓窦，向前延伸完成上鼓室开放。在外半规管下缘确认面神经水平段。确保术野中无任何突出骨质（尤其是中颅底）

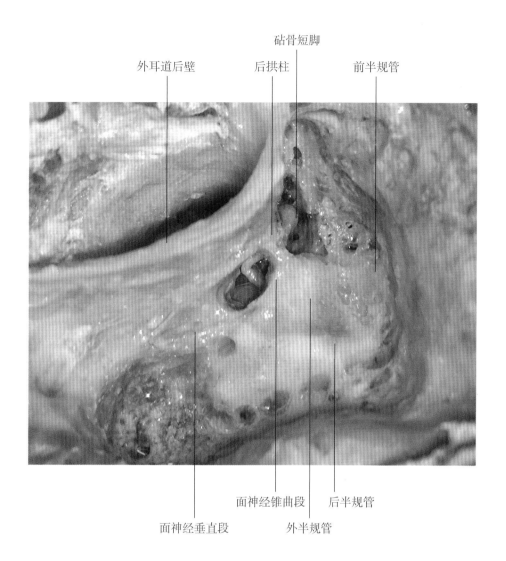

图 4-3 开放后鼓室

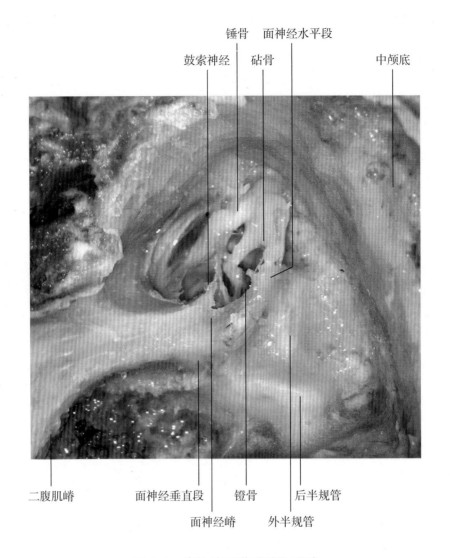

图 4-4　磨除外耳道后壁和顶壁

磨除外耳道后壁和顶壁骨质，尽可能磨低面神经嵴（轮廓化面神经垂直段），充分暴露听骨链及面神经，以免影响暴露鼓室病变。辨认后半规管，定位面神经水平段、锥曲段的3个重要标志逐渐显现出来：①外半规管；②后半规管下界；③茎乳孔。

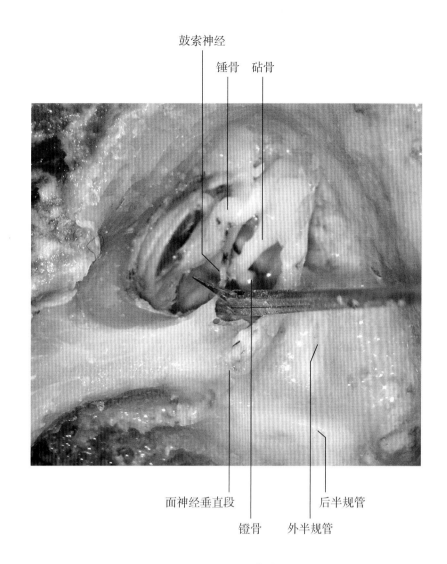

鼓索神经

锤骨　砧骨

面神经垂直段　　　　　后半规管

镫骨　　外半规管

图 4-5　剪断鼓索神经

使用鼓室成形显微剪刀剪断鼓索神经

【特定器械】鼓室成形显微剪刀

【技巧与要点】当病变累及鼓索神经，鼓索神经无法保留时，应提前剪断鼓索神经，以免分离、牵拉鼓索神经导致面瘫

砧骨长脚

镫骨　　外半规管

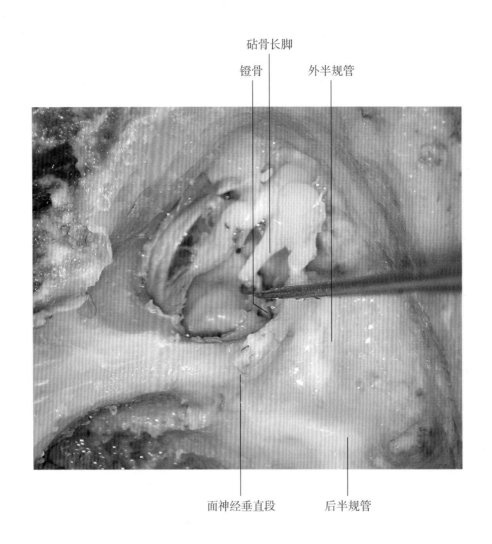

面神经垂直段　　后半规管

图 4-6　分离砧镫关节

使用砧镫关节刀分离砧镫关节

【特定器械】砧镫关节刀

【技巧与要点】手术中应先分离砧镫关节，避免触动听骨链时损伤内耳

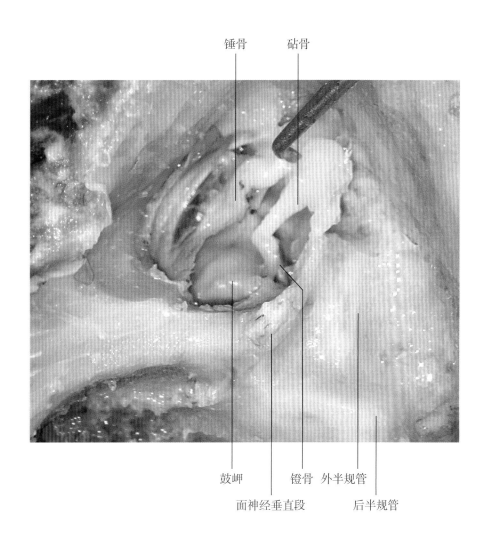

锤骨　砧骨

鼓岬　　镫骨　外半规管

面神经垂直段　　后半规管

图 4-7　分离锤砧关节

使用 1.5mm 45°钩针外旋移动砧骨

【特定器械】1.5mm 45°钩针
【技巧与要点】应分离砧镫关节后再分离锤砧关节

残余鼓膜　　　锤骨柄　　　锤骨头

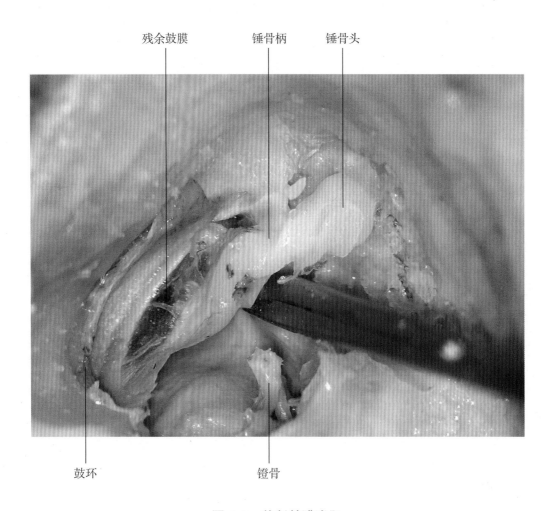

鼓环　　　　　　　　镫骨

图 4-8　剪断鼓膜张肌

使用鼓室成形显微剪刀贴着锤骨内侧剪断鼓膜张肌

【特定器械】鼓室成形显微剪刀

【技巧与要点】一般情况下，应保留锤骨柄。但是当病变范围广泛，尤其向前延伸时，为了暴露病变需去除锤骨。避免伤及面神经水平段

前拱柱

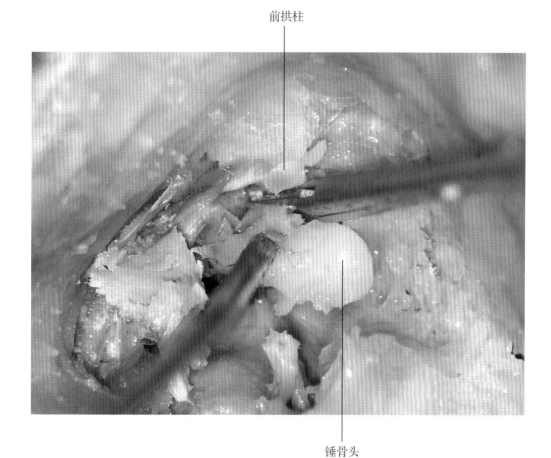

锤骨头

图 4-9 剪断锤骨前韧带

使用鼓室成形显微剪刀剪断锤骨前韧带

【特定器械】鼓室成形显微剪刀

咽鼓管鼓室口　　　鼓膜张肌半管　　　匙突　　　面神经水平段

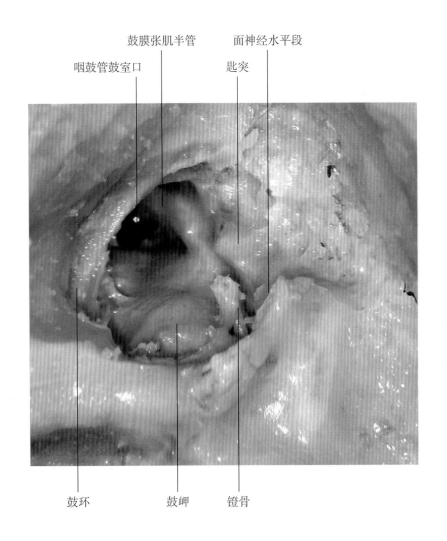

鼓环　　　　鼓岬　　　镫骨

图 4-10　摘除锤骨后

摘除锤骨可以充分暴露匙突、面神经水平段前端、鼓膜张肌、咽鼓管鼓室口，以便清除病变组织

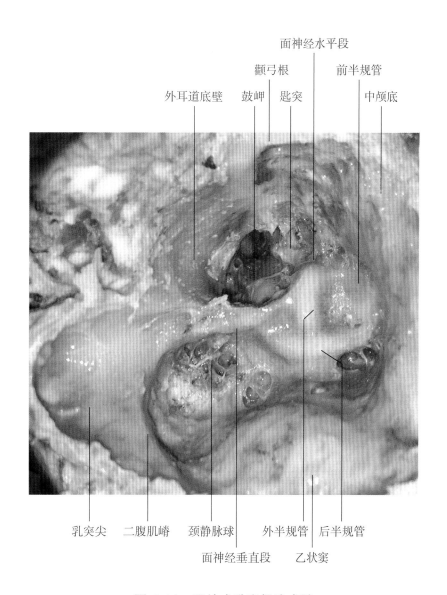

图 4-11　开放式乳突根治术腔

彻底清空和开放面后气房、迷路后气房和乙状窦后气房。轮廓化颈静脉球

【技巧与要点】开放式乳突根治术范围：向前至颧弓根，向后至乙状窦后气房，向上至中颅底，向下至乳突尖

乳突尖　　　　茎乳孔　　　　面神经垂直段

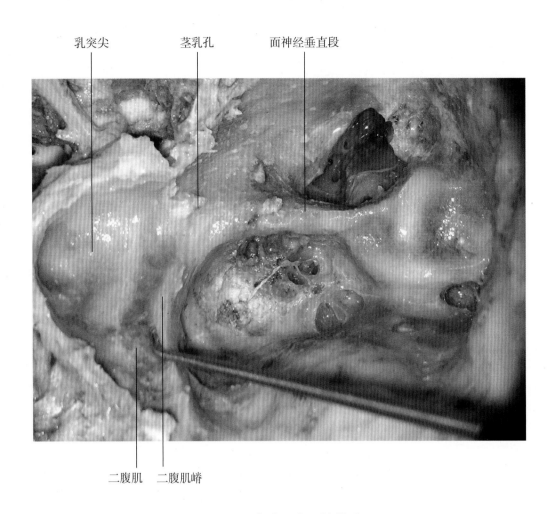

二腹肌　二腹肌嵴

图 4-12　磨除二腹肌嵴骨质

使用金刚钻从后向前至茎乳孔表面磨除二腹肌嵴表面的骨质，显露二腹肌

【特定器械】金刚钻

二腹肌　　　　　　面神经垂直段

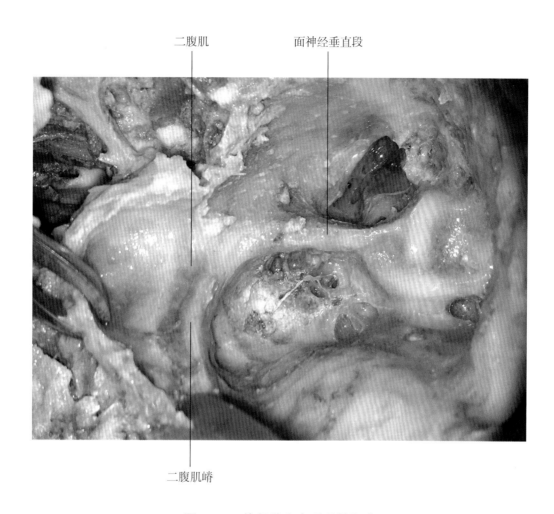

二腹肌嵴

图 4-13　剪断乳突尖附着的肌肉

使用组织剪贴着乳突尖表面的骨质从后向前剪断附着于乳突尖的胸锁乳突肌

【特定器械】组织剪
【技巧与要点】如果乳突气化良好，或者病变累及乳突尖，则需切除乳突尖

茎乳孔　　　残余鼓骨　　　面神经垂直段

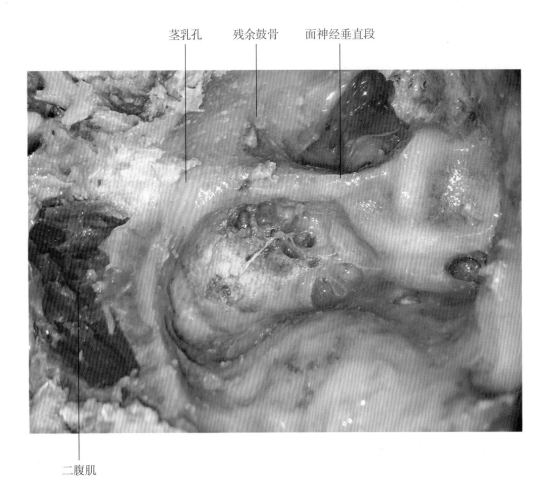

二腹肌

图 4-14　完成开放式乳突根治

【技巧与要点】去除乳突尖的目的：有助于降低术腔深度，缩小术腔，加快术后愈合

5 听骨链重建术
第五章 相关解剖

听骨链重建术：通过自体或人工听骨重新建立听骨链，恢复其传导功能，从而弥补因听骨链受损造成的听力损失。包括砧骨搭桥术和镫骨开窗术。

第一节　砧骨搭桥术相关解剖

砧骨搭桥术：慢性中耳炎，如果听骨链受损，当镫骨完好时；或者听骨链被病变包裹固定，如不取出砧骨难以彻底清除病变，而且盲目操作也增加触动镫骨足板造成感音神经性聋的风险，需将砧骨取出，塑形后搭桥重建听骨链。

适应证

中耳炎患者，如果听骨链受损，当镫骨完好，锤骨柄和鼓膜前半部存在时，重建方法提倡采用自体砧骨搭桥。如果自体砧骨无法使用时，可选用钛合金砧骨搭桥：根据测量的长度选择不同钛合金砧骨；使用金刚钻将其与镫骨头和锤骨柄相接触的表面磨粗糙；将钛合金砧骨放置在锤骨柄和镫骨头之间。

主要步骤

1. 完成闭合式乳突根治（参见第三章）。
2. 测量植入体的长度。
3. 塑形自体砧骨。
4. 放置自体砧骨。

以下解剖步骤以右侧耳为例。

砧骨搭桥术是在完成闭合式乳突根治术的基础上进行的。本章为完成闭合式乳突根治术后开始实施的操作。

砧骨短脚　　　豆状突

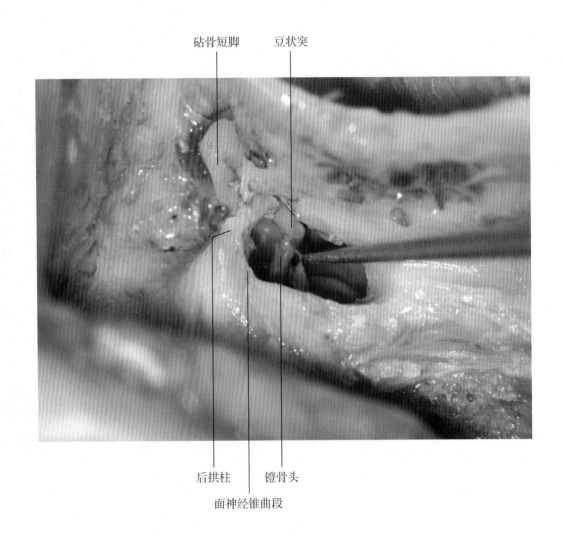

后拱柱　　　镫骨头

面神经锥曲段

图 5-1　分离砧镫关节

使用砧镫关节刀分离砧镫关节

【特定器械】砧镫关节刀
【技巧与要点】先分离砧镫关节，避免损伤内耳

砧骨短脚

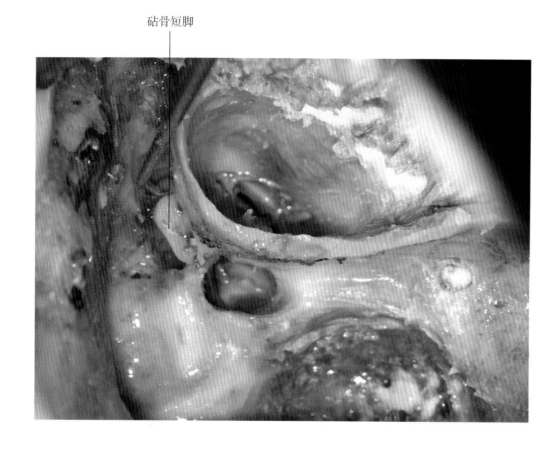

图 5-2 分离锤砧关节

使用 1.5mm 45°钩针外旋移动砧骨，注意保护鼓索神经

【特定器械】1.5mm 45°钩针

【技巧与要点】保护鼓索神经的目的：保留患者味觉；鼓索神经可用于固定自体砧骨。另外，注意必须先分离砧镫关节，再分离锤砧关节。如果砧骨长突影响鼓索神经，可用锤骨头剪切断砧骨长突

锤骨头　　后拱柱

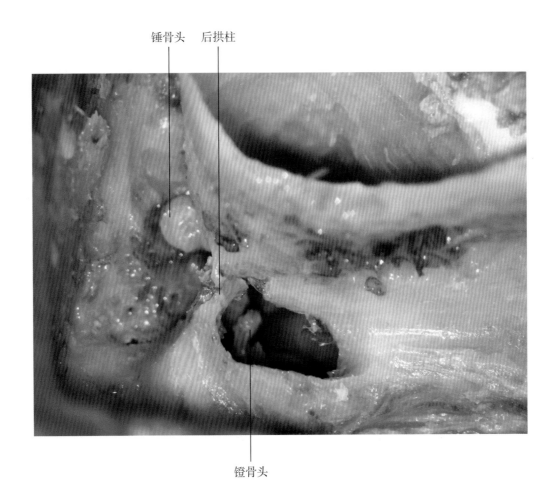

镫骨头

图 5-3　摘除砧骨后

为砧骨搭桥做好准备

锤骨头　　匙突　　　　外耳道后壁

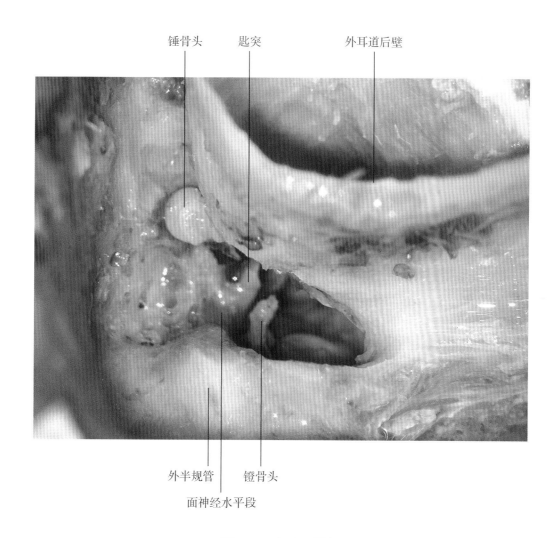

外半规管　　镫骨头

面神经水平段

图 5-4　磨除后拱柱

为砧骨搭桥可磨除后拱柱，便于放置自体砧骨

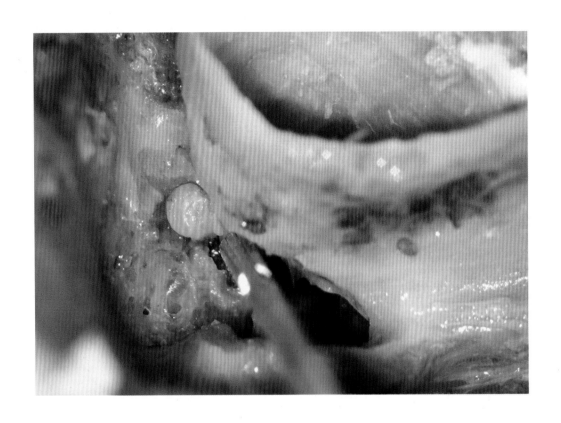

图 5-5　剪断锤骨头

使用 Fisch-Dieter 锤骨头剪于锤骨颈处剪断锤骨头

【特定器械】Fisch-Dieter 锤骨头剪
【技巧与要点】为了清除鼓室上隐窝的病变，需要去除锤骨头。另外，在重建听骨链时，无需重建锤砧关节，因此无需保留锤骨头

锤骨柄　　匙突

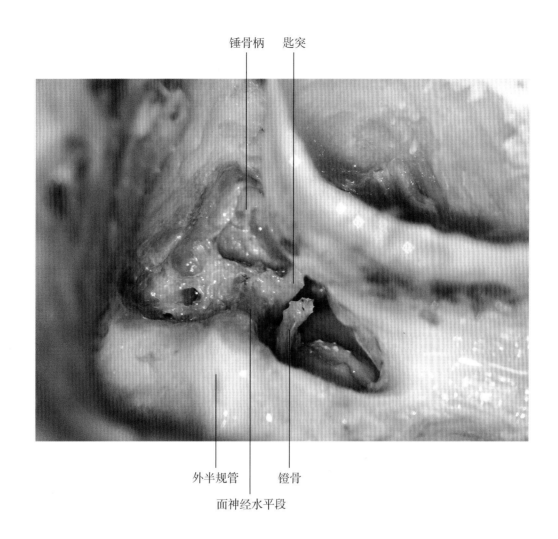

外半规管　　镫骨

面神经水平段

图 5-6　去除锤骨头后

Fisch 显微剥离子

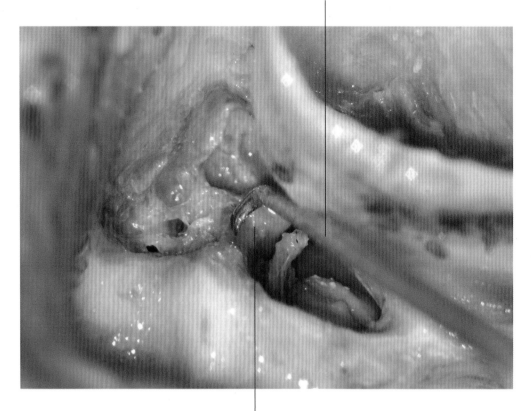

面神经水平段

图 5-7　测量植入体的长度

使用 2.5mm 长的 Fisch 显微剥离器测量植入体的准确长度

【特定器械】Fisch 显微剥离器

已被磨除的砧骨长脚

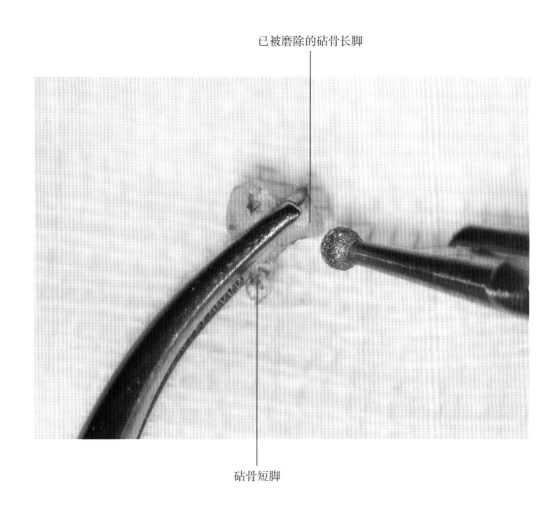

砧骨短脚

图 5-8 磨除砧骨长脚

使用小弯钳夹持砧骨体，使用金刚钻磨削。磨平砧骨长脚和砧骨体后部

【特定器械】小弯钳、金刚钻
【技巧与要点】谨记此时磨出砧骨体平面决定了重建听骨链的角度

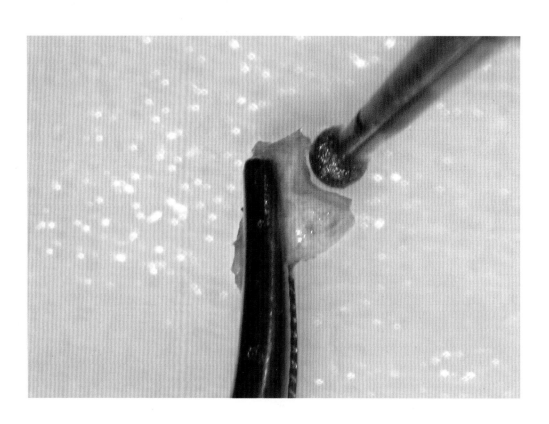

图 5-9　磨制关节面

将砧骨体关节面磨成凹槽，以便连接锤骨柄

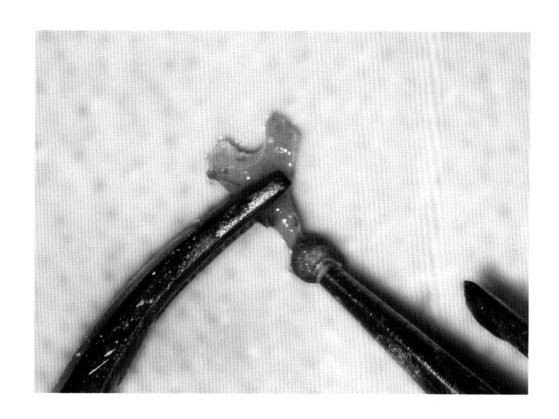

图 5-10 磨制砧骨短脚斜面

将砧骨短脚磨成斜面

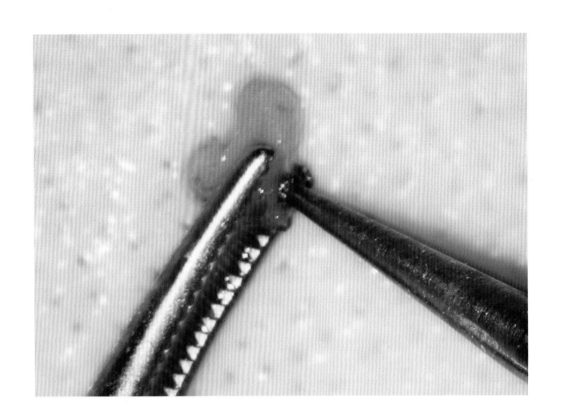

图 5-11　磨制另一关节面

在砧骨短脚斜面上用 1mm 的金刚钻磨制凹槽，以便置于镫骨头上

【特定器械】1mm 金刚钻

自体砧骨

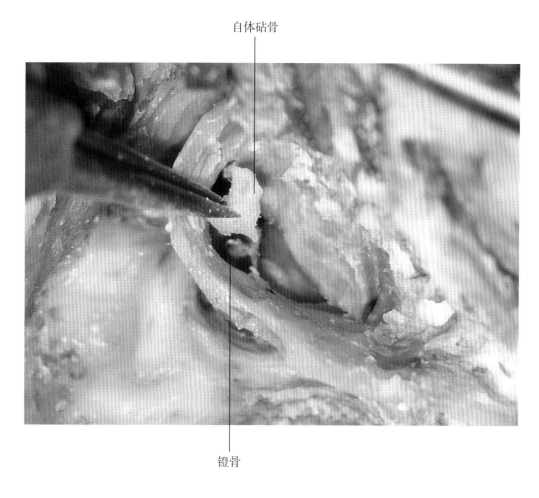

镫骨

图 5-12　放置已塑形的自体砧骨

使用最大的显微吸引器和 1.5mm45°钩针旋转自体砧骨，使用钟表镊将其放置在锤骨柄和镫骨头之间

【特定器械】显微吸引器、1.5mm45°钩针、钟表镊

塑形好的自体砧骨

鼓膜 锤骨柄

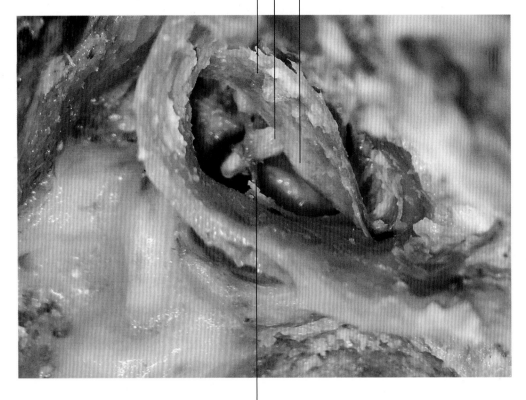

鼓索神经

图 5-13　砧骨搭桥

将已塑形的砧骨一端卡在锤骨柄下方，另一端放于镫骨头上方，连接锤骨和镫骨

【技巧与要点】注意保留鼓索神经，以便协助固定自体砧骨

第二节　人工听骨植入术相关解剖

人工听骨植入术：使用人工听骨重建听骨链。

适应证

1. 部分听骨链缺损，而镫骨完好且活动者，可放置部分人工听骨（partial ossicular replacement prosthesis，PORP）。

2. 镫骨足板活动，镫骨上结构完全缺如，可放置人工全听骨（total ossicular replacement prosthesis，TORP）。

主要步骤

1. 完成乳突根治术

2. 放置人工听骨

3. 复位残余鼓膜、放置筋膜

以下解剖步骤以右侧耳为例。

人工听骨

外耳道顶壁

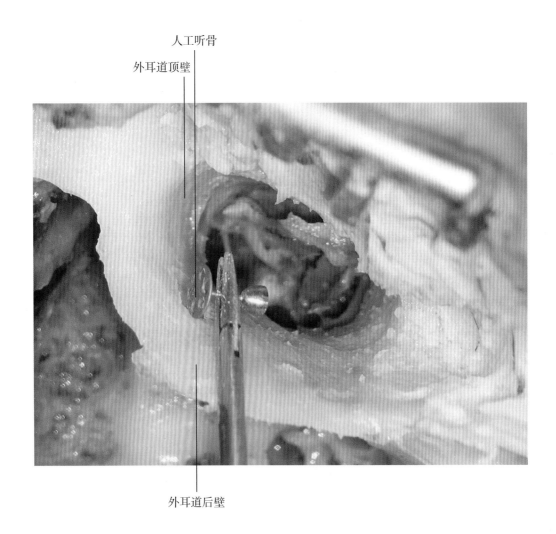

外耳道后壁

图 5-14　准备放置 PROP

完成闭合式乳突根治，清除病变后为了重建听力，放置 PROP

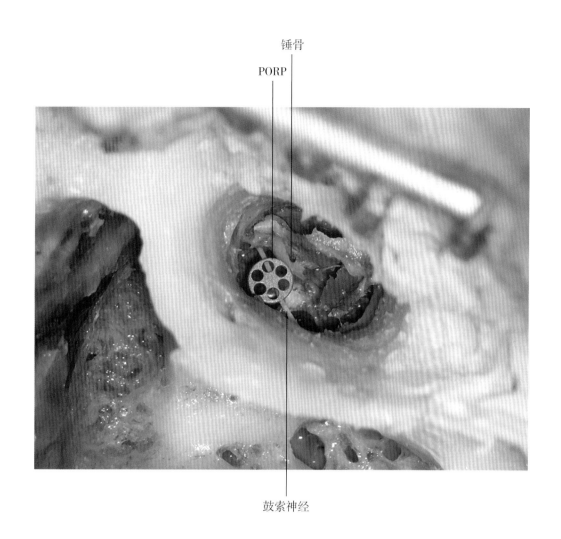

锤骨

PORP

鼓索神经

图 5-15　放置 PORP

【技巧与要点】尽可能保留鼓索神经完整，有助于固定植入人工听骨

锤骨外侧突

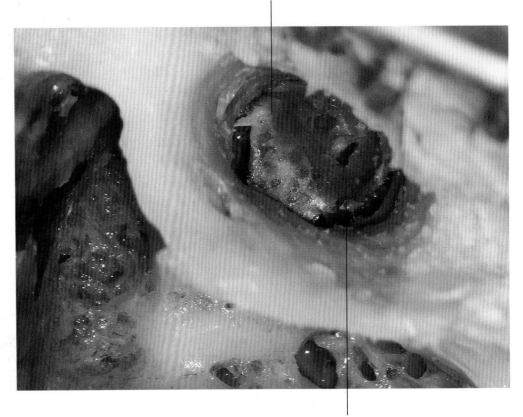

鼓膜

图 5-16　复位残余鼓膜

复位残余鼓膜覆盖听骨，封闭穿孔

匙突　　　残余鼓膜

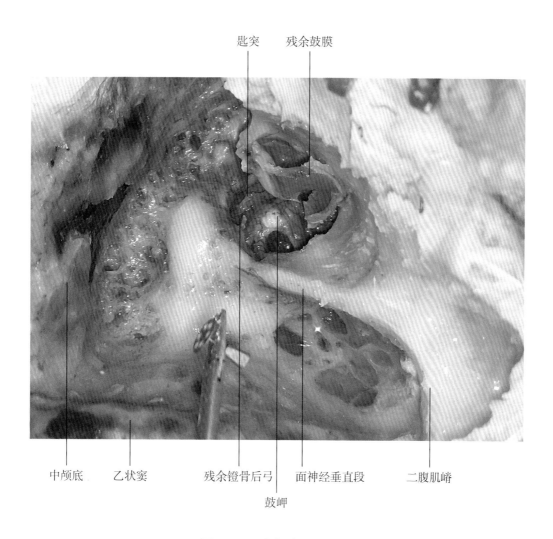

中颅底　　乙状窦　　　残余镫骨后弓　　面神经垂直段　　二腹肌嵴

鼓岬

图 5-17　准备放置 TROP

完成开放式乳突根治术，根据需要重建听骨链，可以放置 TROP

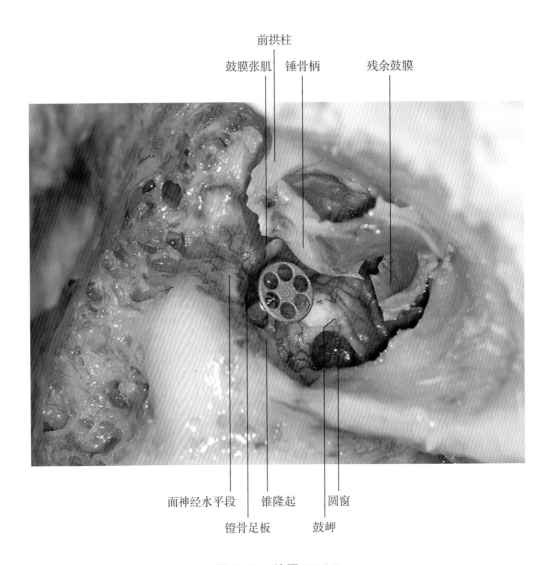

图 5-18　放置 TROP

将人工听骨垂直放置于活动的镫骨足板上

植入筋膜　　　　残余鼓膜

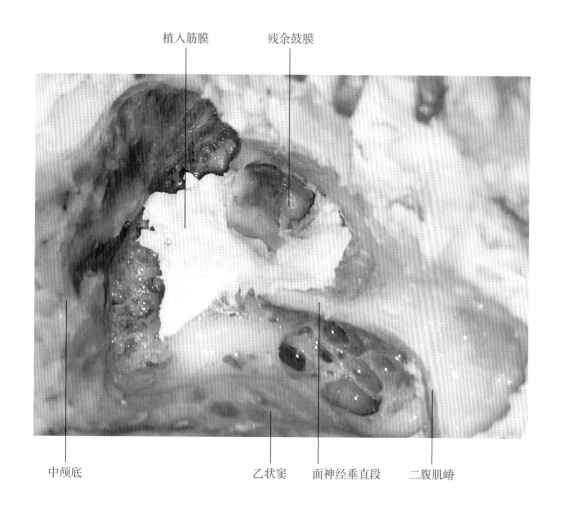

中颅底　　　　　　　　　　乙状窦　　面神经垂直段　　二腹肌嵴

图 5-19　覆盖筋膜

使用筋膜覆盖听骨、面神经水平段、垂直段。残余鼓膜覆盖在筋膜上。完成开放式乳突根治＋听骨链重建

【技巧与要点】需要强调的是听力重建的三要素：①植入筋膜完全封闭穿孔；②植入筋膜与镫骨间存在有效的连接；③无论鼓室成形大小，最后需形成一个含气的空腔

6

镫骨开窗术相关解剖

镫骨开窗术：在镫骨足板上打开一个标准小孔，在砧骨和前庭之间放置人工镫骨。

适应证

耳硬化症患者。

主要步骤

1. 切制外耳道口皮肤切口。
2. 切制外耳道皮肤 - 鼓膜瓣。
3. 掀起外耳道皮肤 - 鼓膜瓣。
4. 完成部分外耳道成形。
5. 准备人工镫骨。
6. 镫骨足板造孔。
7. 放置和固定人工镫骨。
8. 切除镫骨足板上结构。
9. 复位外耳道皮肤 - 鼓膜瓣。
10. 缝合外耳道口切口。

以下解剖步骤以左侧耳为例。

耳屏 耳轮脚

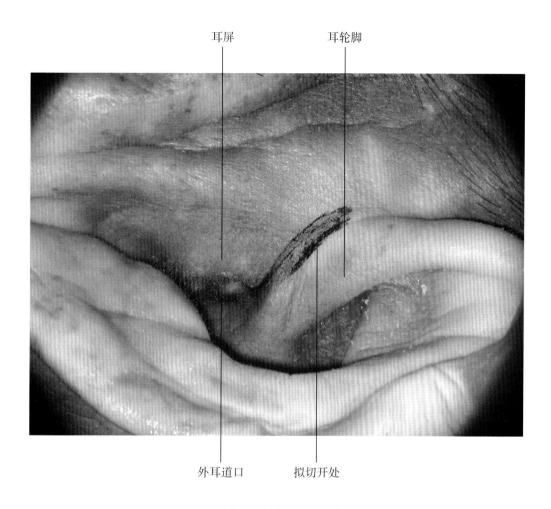

外耳道口 拟切开处

图 6-1 外耳道口切口

切口范围：在耳屏软骨和耳轮脚之间切开皮肤

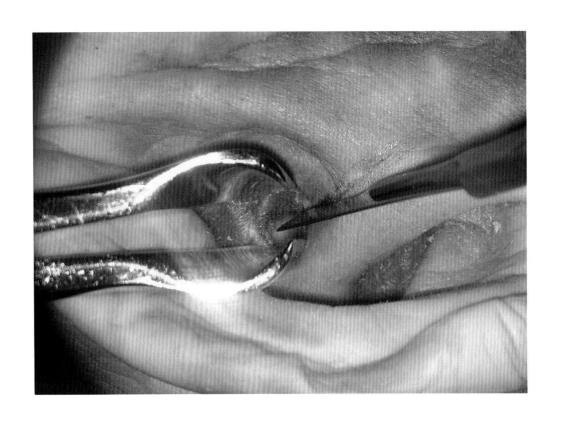

图 6-2 切制耳道口切口

使用 15 号刀片在耳屏软骨和耳轮脚之间切开皮肤至外耳道顶壁，即第一切口

【特定器械】15 号刀片

【技巧与要点】注意不能称之为耳前切口或者耳内切口

外耳道顶壁骨质　　切口上缘

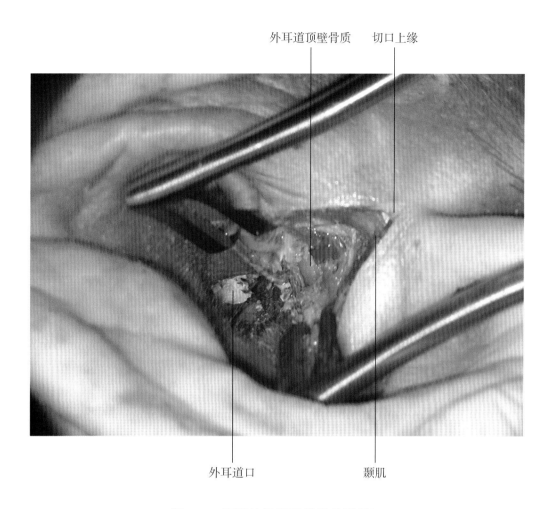

外耳道口　　　　　颞肌

图 6-3　切开软组织至骨性外耳道口

继续切开软组织至骨性外耳道口顶壁

【技巧与要点】尽量切除骨性外耳道顶壁周围多余的软组织，向前后分离以获得更好的暴露

外耳道前壁　　　　　　　　　　　　　　　　耳轮脚

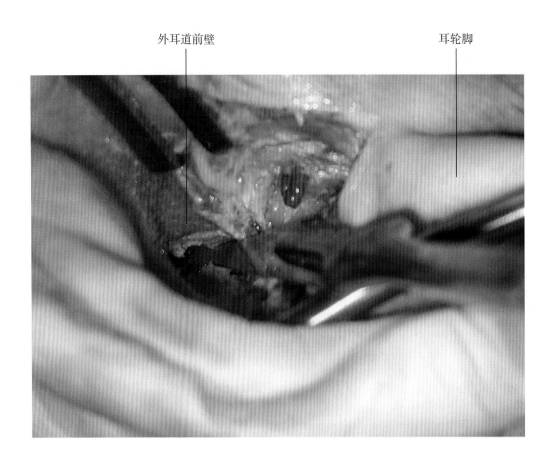

图 6-4　制作外耳道皮肤 - 鼓膜瓣

使用 11 号刀片从 9 点（左）距鼓环外 2mm 处，沿外耳道前壁向前上做弧形切口（第二切口），与第一切口的内侧端汇合

【特定器械】11 号刀片

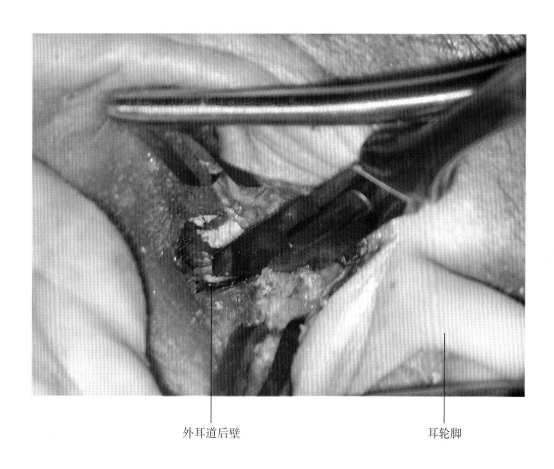

外耳道后壁   耳轮脚

图 6-5 制作外耳道皮肤 - 鼓膜瓣

在 4 点处（左）距鼓环外 2mm，沿外耳道后壁向后上做另一弧形切口（第三切口），与第一切口的内侧端汇合

骨性外耳道顶壁

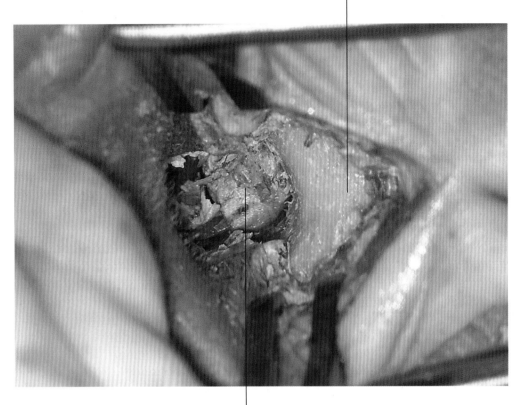

外耳道皮肤 - 鼓膜瓣

图 6-6 分离外耳道皮肤 - 鼓膜瓣

向内、向下分离外耳道皮肤 - 鼓膜瓣，形成大的皮肤 - 鼓膜瓣，暴露外耳道顶壁骨质

【技巧与要点】切制大的皮肤 - 鼓膜瓣的目的是为了暴露锤骨前韧带，以便处理锤骨固定等情况，同时防止术后外耳道皮肤 - 鼓膜瓣塌陷

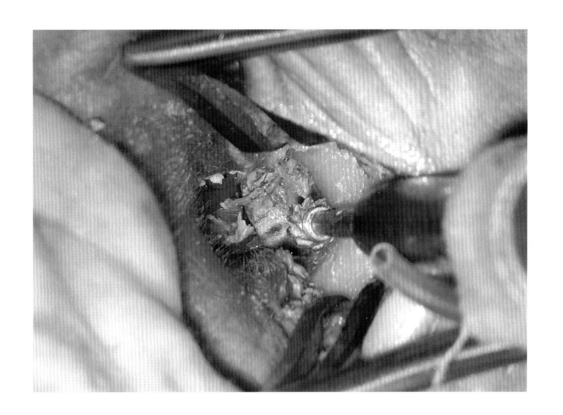

图 6-7　磨除外耳道顶壁

使用切割钻磨除部分上鼓室外侧壁，以便暴露听骨链、砧镫关节

【特定器械】切割钻

操作过程中切勿先分离鼓环和 Rivini 切迹，以免污染的林格溶液流入中耳

鼓膜松弛部

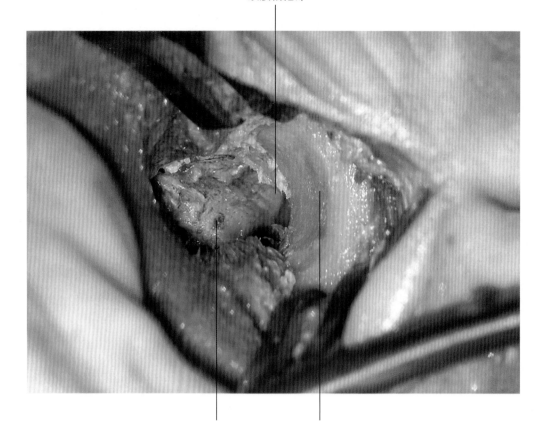

外耳道皮肤 - 鼓膜瓣　　外耳道顶壁

图 6-8　部分外耳道成形术后

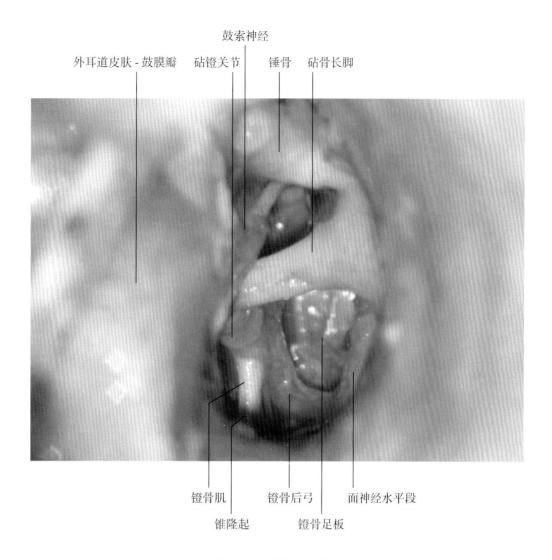

鼓索神经

外耳道皮肤 - 鼓膜瓣　砧镫关节　锤骨　砧骨长脚

镫骨肌　镫骨后弓　面神经水平段

锥隆起　镫骨足板

图 6-9　显露砧镫关节

使用 Fisch 显微剥离器从鼓室后嵴掀起外耳道皮肤 - 鼓膜瓣，进入鼓室，显露听骨链、砧镫关节

【特定器械】Fisch 显微剥离器

【技巧与要点】此步操作最重要的标志就是鼓室后嵴（Rivini 切迹的后端）和鼓室前嵴（鼓室的前端）。注意保留鼓索神经黏附在皮瓣上。暴露砧镫关节、鼓索神经、锤骨、砧骨。勿损伤面神经水平段

鼓索神经　砧骨长脚

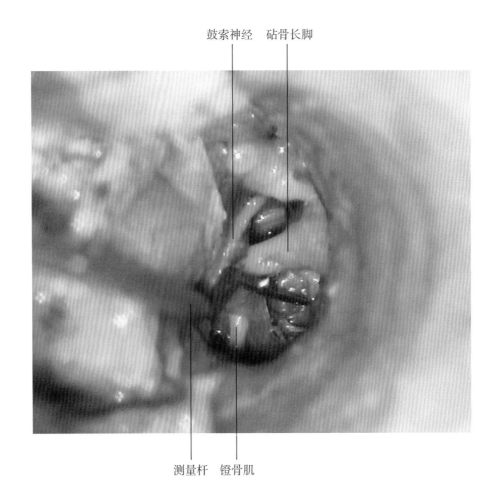

测量杆　镫骨肌

图 6-10　测量人工镫骨高度

使用一个带弯曲的测量杆确定镫骨足板至砧骨长脚表面的距离

【特定器械】带弯曲的测量杆

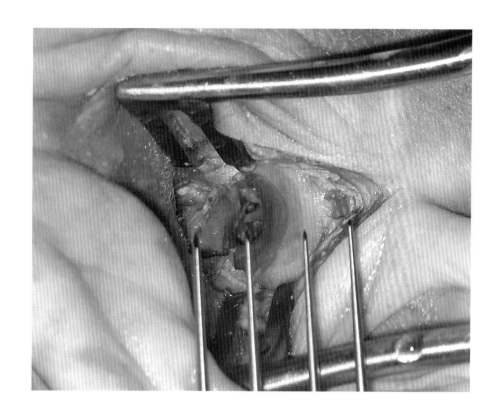

图 6-11 常用打孔器

此图所示为一套 4 个手动打孔器（手钻）用于足板造孔（0.3，0.4，0.5 和 0.6mm）

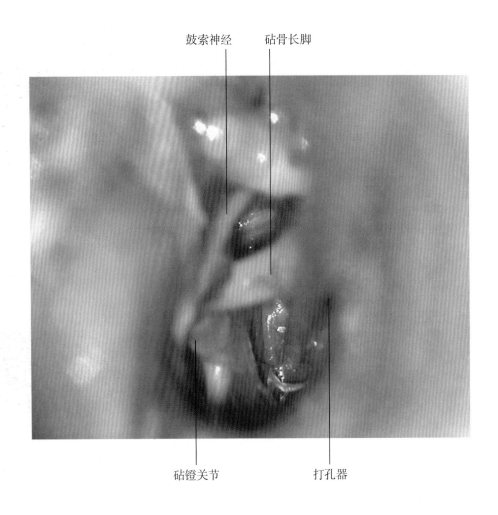

鼓索神经　　砧骨长脚

砧镫关节　　打孔器

图 6-12　足板造孔

使用手动打孔器在足板安全区（足板中下 1/3 处）制作直径 0.5mm 大小的标准小窗，此处卵圆囊和球囊距足板超过 1mm。用拇指和食指前后转动手钻

【特定器械】手动打孔器
【技巧与要点】每个手钻仅部分尖端进入前庭。足板造孔位置应保证人工镫骨垂直于足板

砧骨长脚

锤骨颈

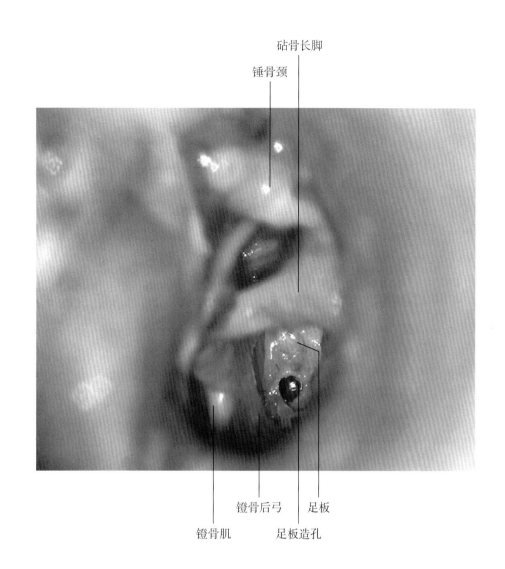

镫骨后弓　足板

镫骨肌　　足板造孔

图 6-13　足板造孔大小

此图显示足板造孔位置及大小。镫骨足板造孔大小约 0.5cm

测量杆

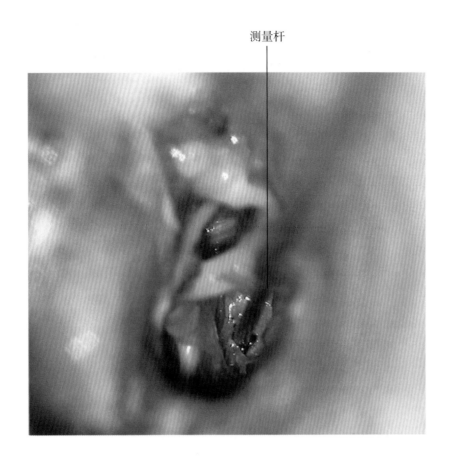

图 6-14 测量足板造孔直径

使用 0.4mm 测量杆确认造孔大小（0.5mm）是否合适放置人工镫骨

【特定器械】0.4mm 测量杆

直针

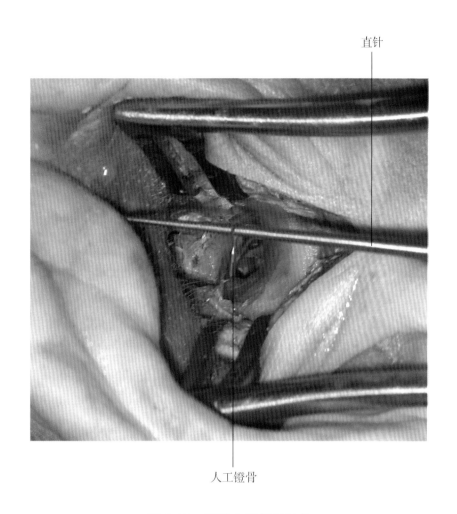

人工镫骨

图 6-15　调整人工镫骨挂钩

将人工镫骨挂钩放置在直针上扩大挂钩直径，以便固定在砧骨长脚上

【技巧与要点】一般人工镫骨挂钩直径均小于砧骨长脚，所以需要提前扩大

砧骨长脚

锤骨

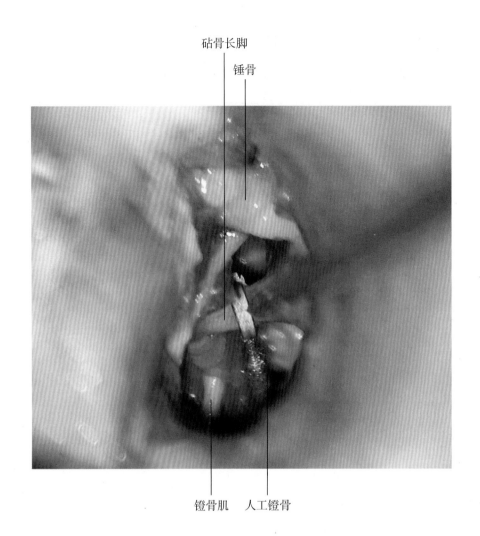

镫骨肌   人工镫骨

图 6-16   放置人工镫骨

使用大平口鳄鱼钳将人工镫骨的活塞立于足板，挂在砧骨长突上。使用 1.0mm 45° 钩针将活塞小心放进小窗，保证人工镫骨与镫骨足板呈 90°

【特定器械】大平口鳄鱼钳、1.0mm 45° 钩针

鼓索神经

砧骨长脚

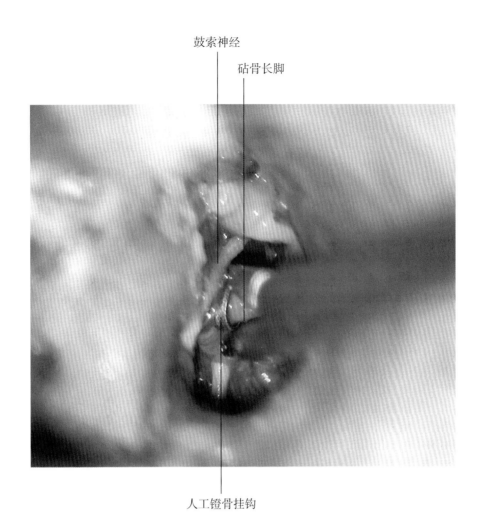

人工镫骨挂钩

图 6-17　固定人工镫骨

使用小平口鳄鱼钳夹紧挂钩，固定于砧骨长脚

【特定器械】小平口鳄鱼钳

【技巧与要点】保证人工镫骨固定且不过分用力夹紧，以免影响血供。不能过松，以免影响声传导

人工镫骨挂钩

豆状突　　砧骨长脚

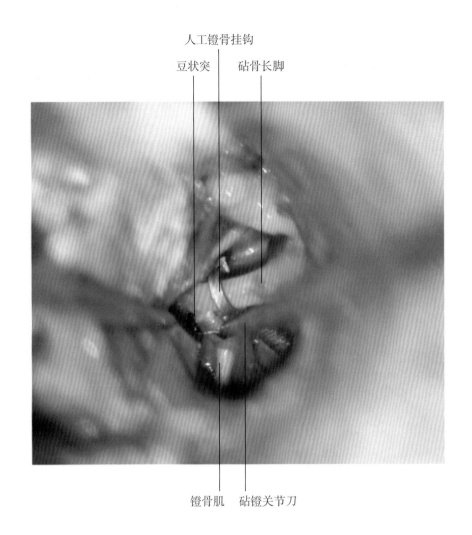

镫骨肌　　砧镫关节刀

图 6-18　分离砧镫关节

去除镫骨足板上结构。先放置好人工镫骨后，再使用砧镫关节刀分离砧镫关节

【特定器械】砧镫关节刀
【技巧与要点】避免导致足板浮动

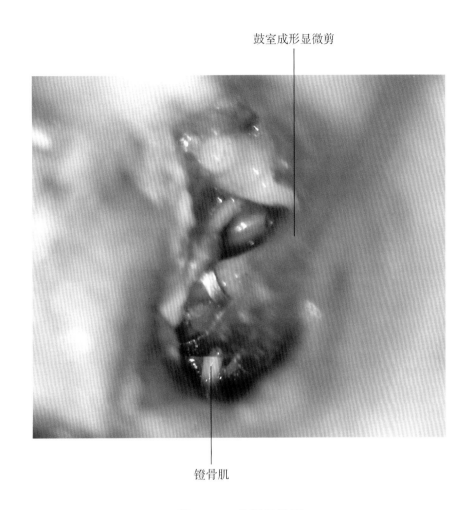

鼓室成形显微剪

镫骨肌

图 6-19　剪断镫骨肌

使用鼓室成形显微剪剪断镫骨肌腱

【特定器械】鼓室成形显微剪

镫骨肌

镫骨头　　　　　人工镫骨

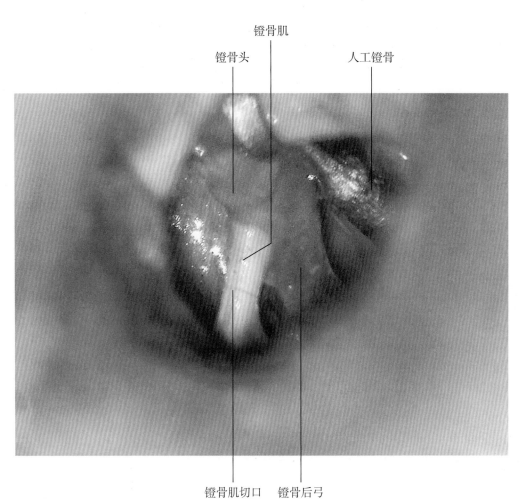

镫骨肌切口　　镫骨后弓

图 6-20　镫骨肌腱剪断后

砧骨长脚

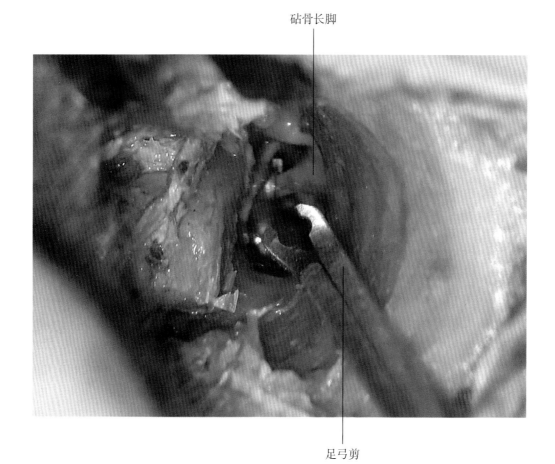

足弓剪

图 6-21 剪断镫骨后弓

【特定器械】足弓剪

剪断的镫骨肌腱   足板

剪断的后弓   人工镫骨

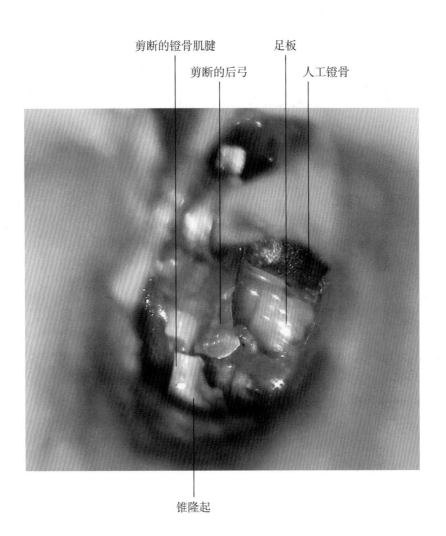

锥隆起

图 6-22   镫骨后弓剪断后

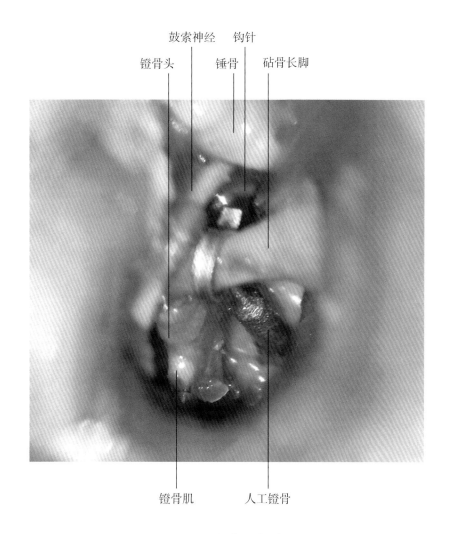

图 6-23 折断镫骨前弓

从砧骨长脚前方伸入 2.5mm 45° 钩针贴近足板利用小的旋转动作折断前弓

【特定器械】2.5mm 45° 钩针

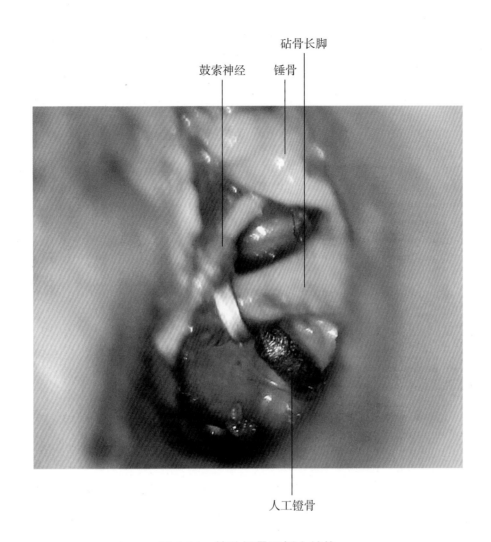

鼓索神经　　锤骨　　砧骨长脚

人工镫骨

图 6-24　摘除镫骨足板上结构

摘除镫骨足板上结构，最后确认听骨链活动度。无论触动砧骨或锤骨，人工镫骨挂钩都不能自由活动

【技巧与要点】本术式的特点是先完成足板造孔，随后放置人工镫骨，再摘除板上结构，以免去除板上结构后足板造孔时，造成足板浮动，导致手术失败。与传统的手术步骤，即先摘除板上结构，再放置人工镫骨相比，降低足板打孔导致足板浮动的风险

外耳道顶壁骨质

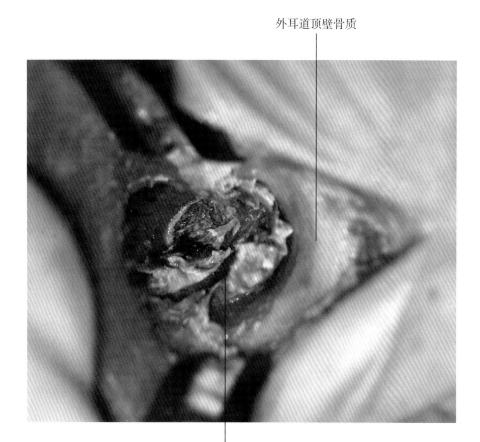

外耳道皮肤 - 鼓膜瓣

图 6-25　复位外耳道皮肤 - 鼓膜瓣

将外耳道皮肤 - 鼓膜瓣复位，覆盖骨性外耳道顶壁，封闭开放的鼓室

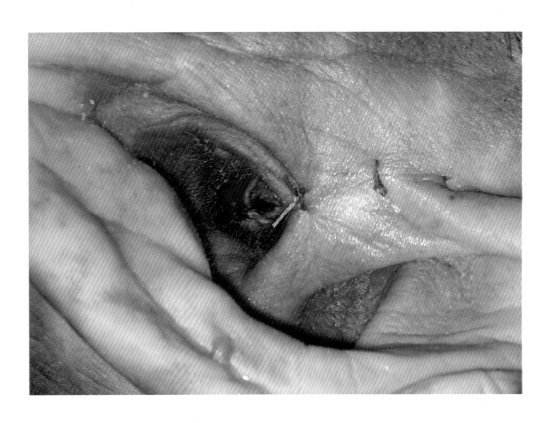

图 6-26　缝合耳道口切口

在实际手术中，鼓膜表面、外耳道内可放置少许明胶海绵，使外耳道皮肤 - 鼓膜瓣与外耳道骨壁贴合紧密

7
第七章
人工耳蜗植入术
相关解剖

人工耳蜗植入术：通过植入耳蜗的电子装置，将声波转换成电流信号传递到耳蜗中，刺激不同位置的听觉神经纤维产生神经冲动，传到大脑从而形成听觉。

适应证

双耳重度或极重度感音神经性聋。

主要步骤

1. 制作 L 形耳后皮肤切口。
2. 制作倒 L 形肌骨膜瓣。
3. 局限性乳突开放。
4. 开放后鼓室。
5. 鼓岬开窗。
6. 植入电极。

以下解剖步骤以左侧耳为例。

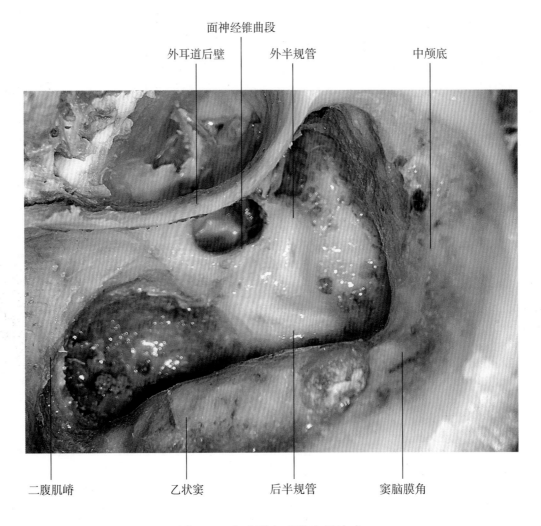

外耳道后壁　面神经锥曲段　外半规管　中颅底

二腹肌嵴　　乙状窦　　后半规管　　窦脑膜角

图 7-1　完成闭合式乳突根治术

【技巧与要点】人工耳蜗植入术需要开放乳突，但是因为乳突没有病变，因此不需要行乳突轮廓化，行部分乳突开放，以显露水平、后半规管，面隐窝即可

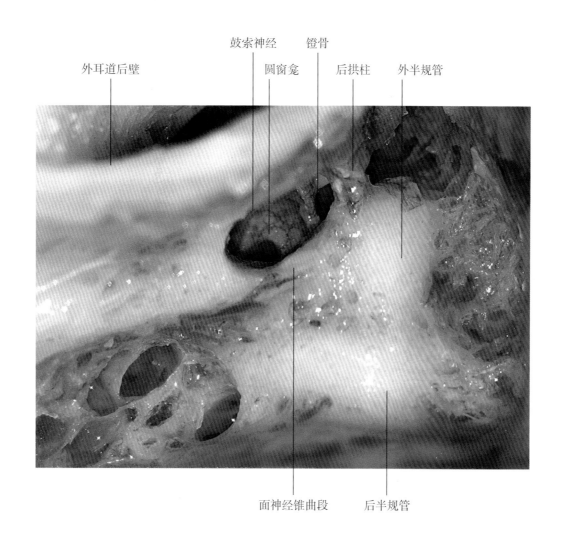

外耳道后壁　鼓索神经　镫骨　圆窗龛　后拱柱　外半规管

面神经锥曲段　后半规管

图 7-2　开放后鼓室

根据前面描述的标志，开放面隐窝，进入鼓室，显露鼓岬、镫骨等结构

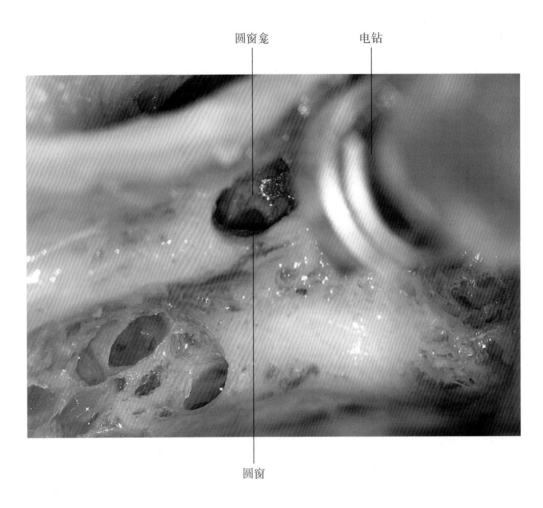

图 7-3 鼓岬开窗

使用 1mm 金刚钻在圆窗龛前方钻孔

【特定器械】1mm 金刚钻
【技巧与要点】使用电钻时注意握紧电钻，勿用力，一旦有落空感，停止使用电钻，以免进入鼓阶

鼓索神经　　鼓岬开窗处　　后拱柱　　砧骨短脚

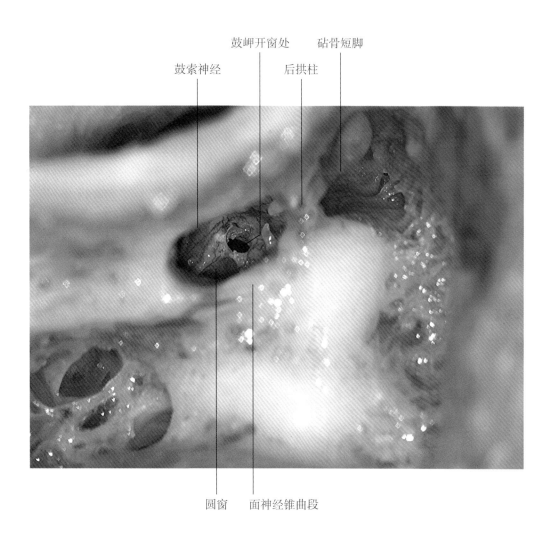

圆窗　　面神经锥曲段

图 7-4　鼓岬开窗后

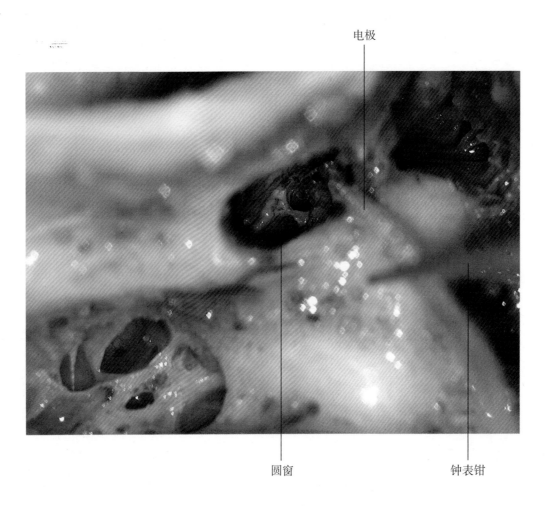

电极

圆窗   钟表钳

图 7-5   植入电极

使用钟表钳缓慢插入电极，避免电极打折

【特定器械】钟表钳
【技巧与要点】注意争取一次将电极植入，避免电极受损，避免损伤鼓阶的重要结构

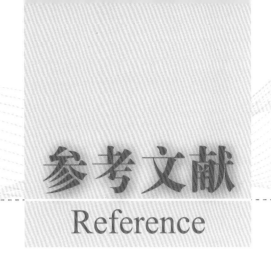

参考文献

Reference

Ugo Fisch，John S.May，Thomas Linder. Tympanoplasty，Mastoidectomy，and Stapes Surgery. 2nd Edition. German：Thieme Publishing Group.2008

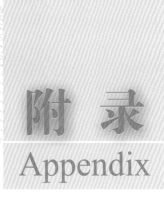

附 录
Appendix

常用手术器械与设备

一、显　微　镜

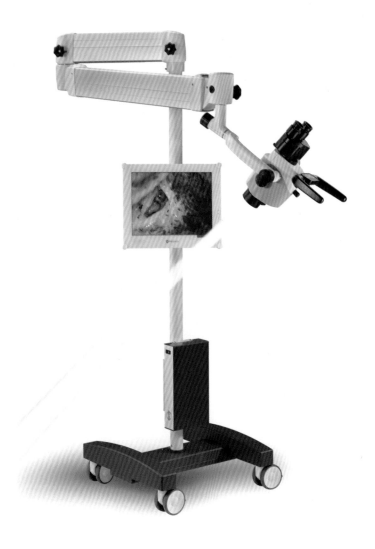

二、耳科电钻

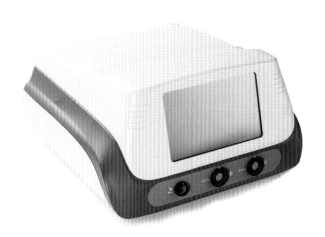

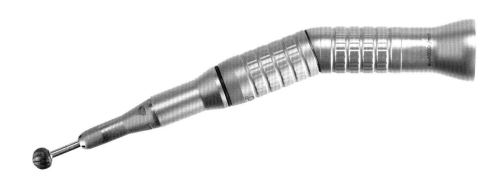

三、撑　开　器

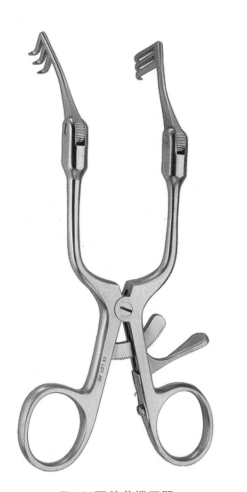

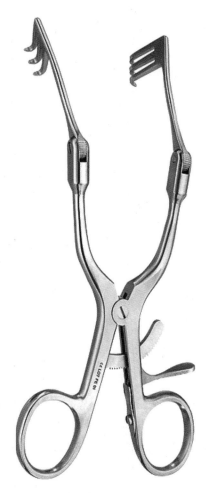

Fisch 双关节撑开器　　　　　　　　Dalchow 牵开器

四、耳科显微器械

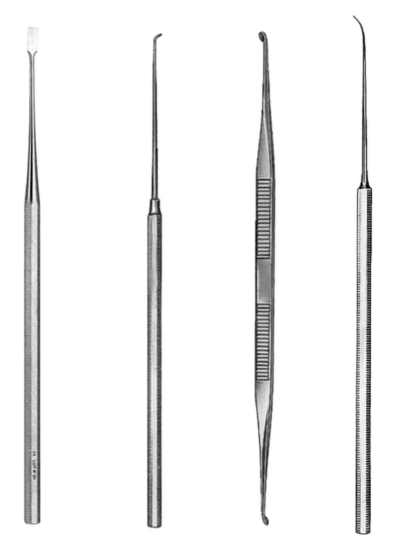

Fisch 骨膜剥离器　　Fisch 显微剥离器　　House 耳刮匙　　Wullstein 针

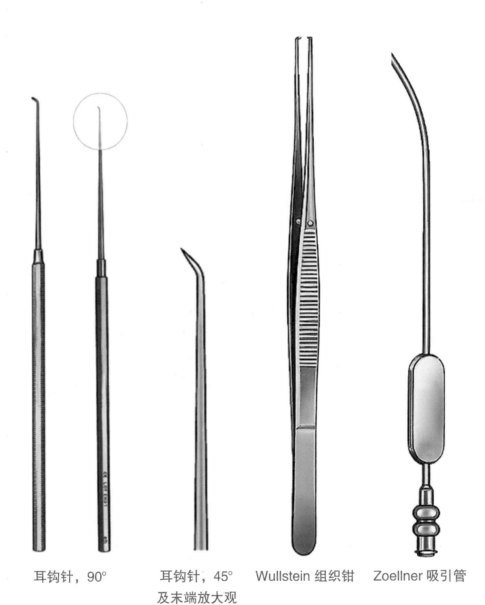

耳钩针，90°　　　　耳钩针，45°　　Wullstein 组织钳　　Zoellner 吸引管
　　　　　　　　　及末端放大观

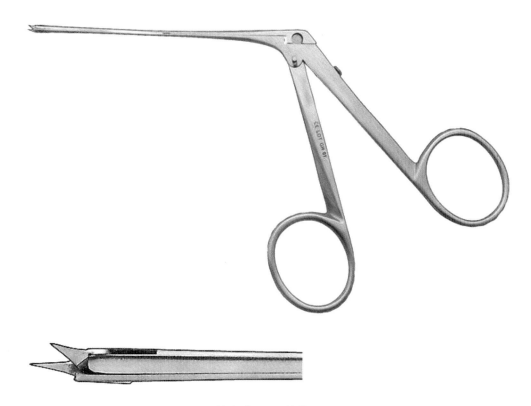

鼓室成形显微剪刀

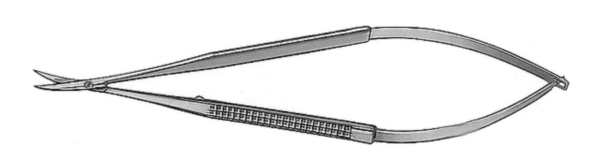

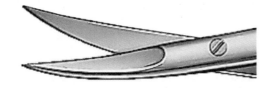

显微剪

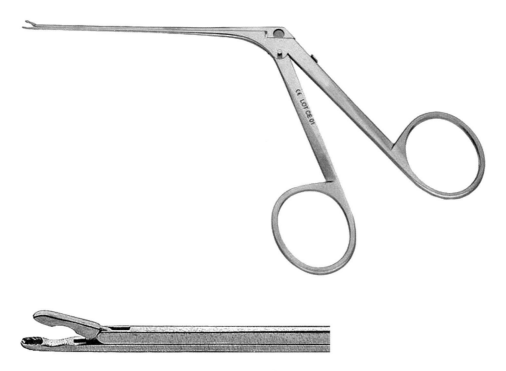

Fisch 耳钳

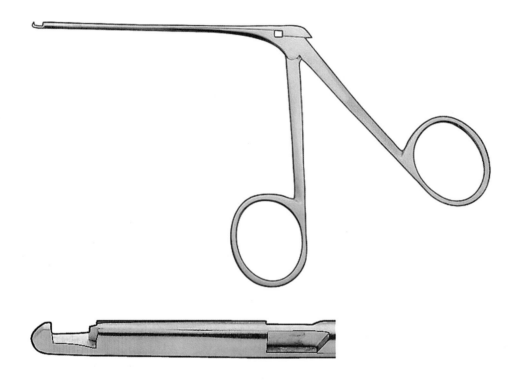

Fisch-Dieter 锤骨头剪